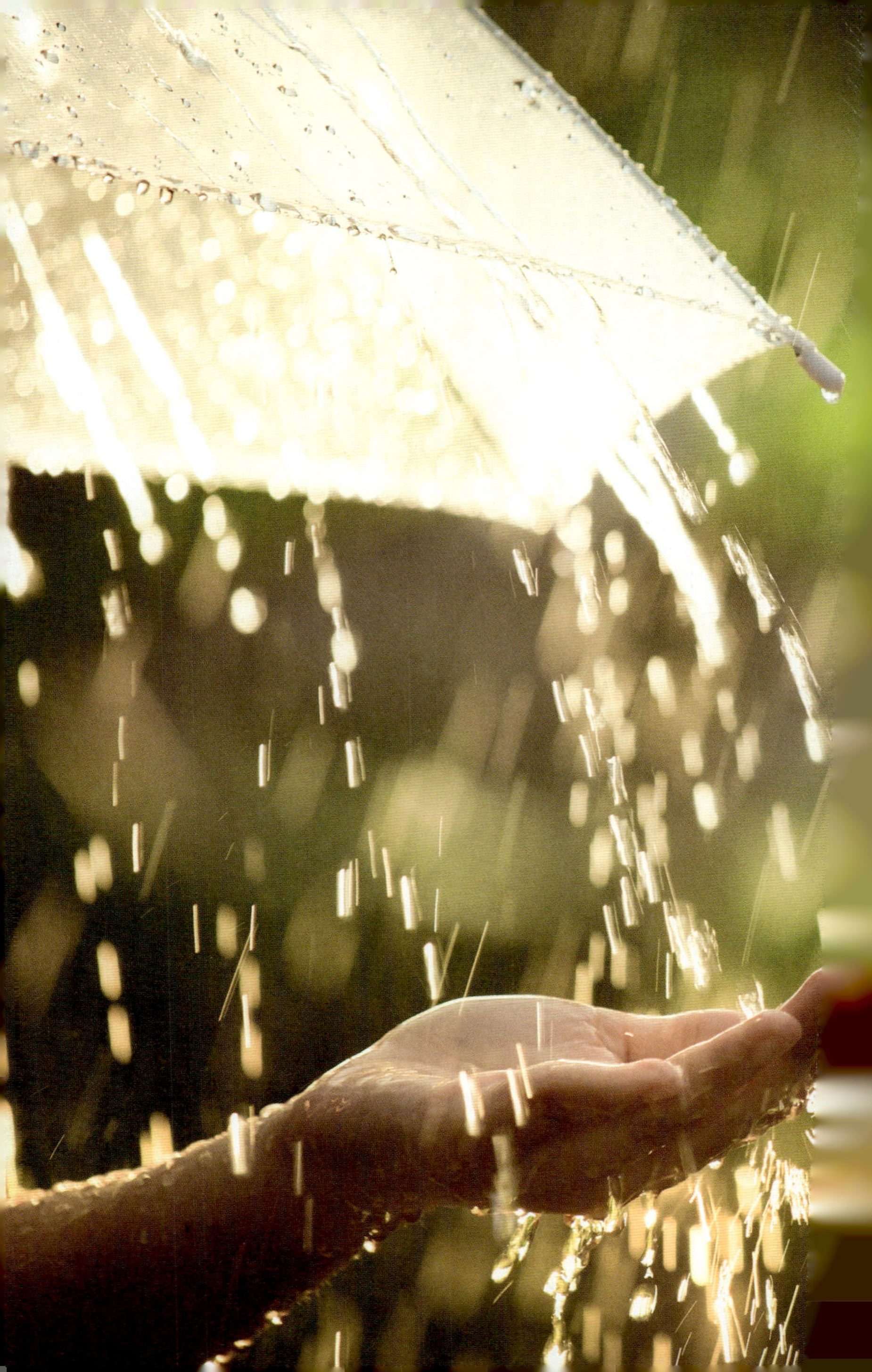

DR. MED. HEIKE BUESS-KOVÁCS

Die grüne Taschenapotheke

Erkältungen

blv

Inhaltsverzeichnis

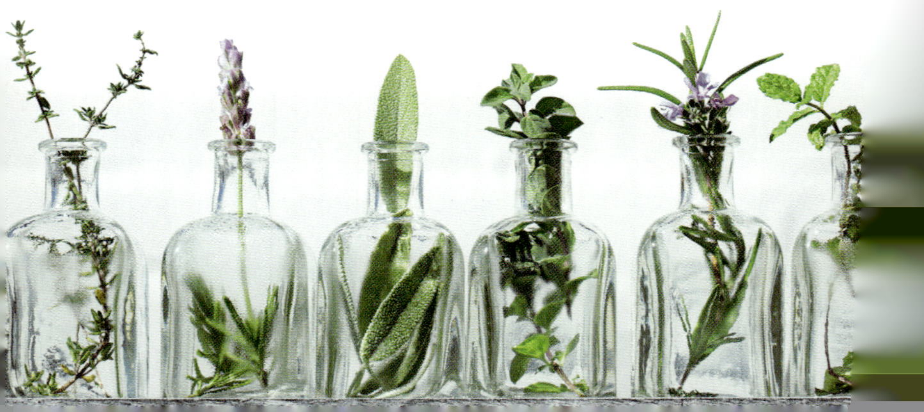

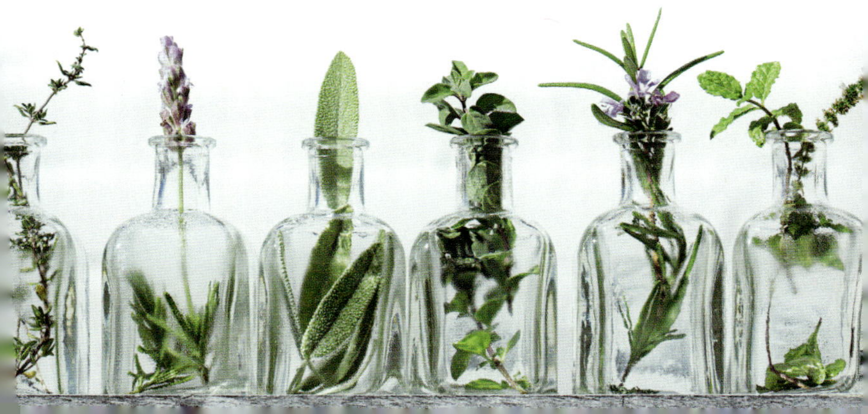

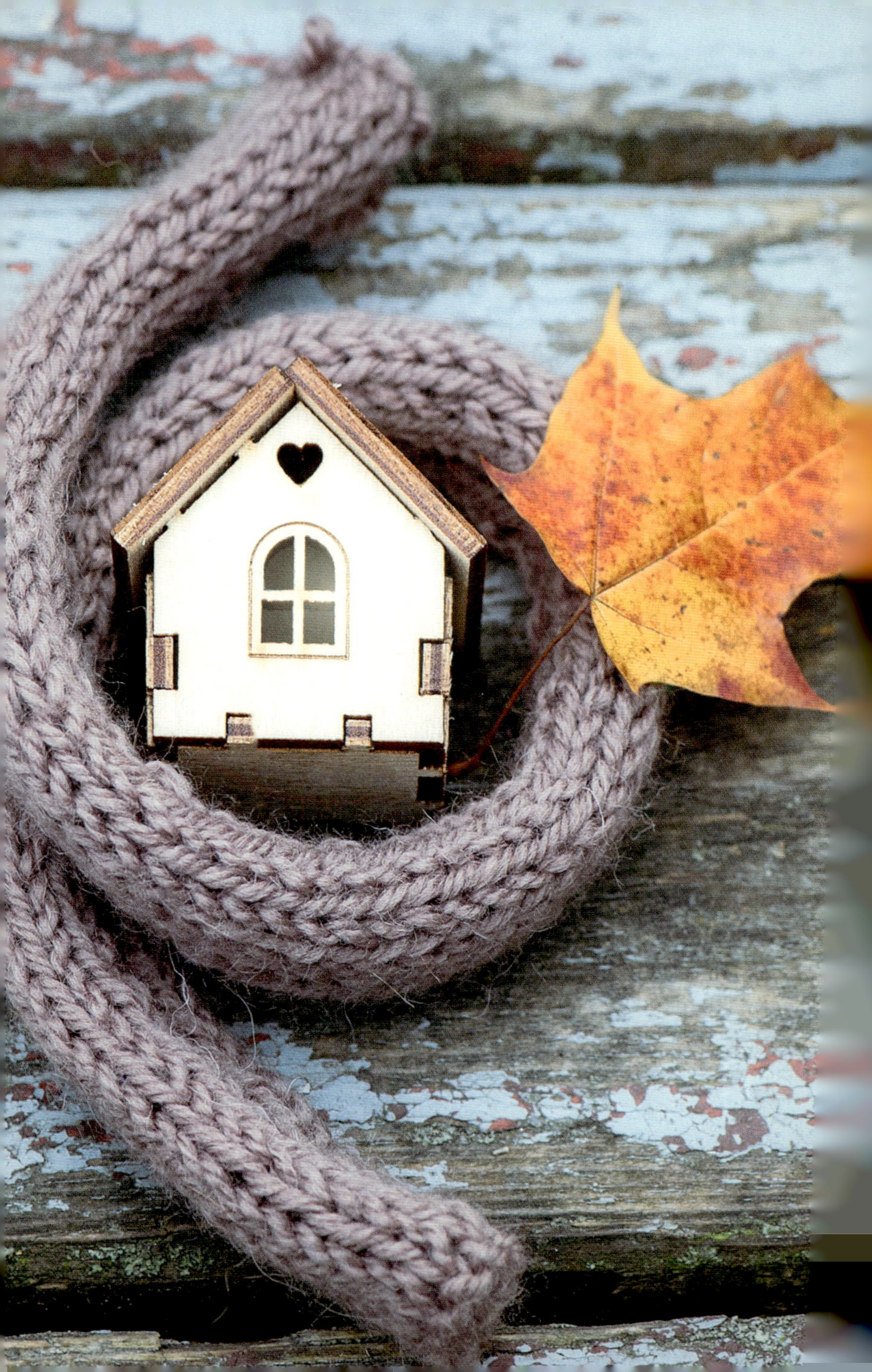

Vorwort

Sanft und natürlich bei Erkältungskrankheiten

Grauer Himmel, Nebel, Nieselregen, Kälte. Ein Wetter, so schlecht, dass sogar der Hund kaum noch zum Gassi gehen zu bewegen ist. Das ist die Zeit, in der plötzlich alles wieder zu husten und schniefen anfängt. Und es einen selbst ganz schnell erwischt, wenn man nicht ausreichend gewappnet ist. Während der kalt-nassen Jahreszeit haben Schnupfenviren grundsätzlich Hochkonjunktur: Sie schwirren zu Millionen unsichtbar durch die Luft, dringen über Nase und Mund in den Organismus ein und breiten sich dort in Höchstgeschwindigkeit aus. Fast immer haben sie gute Chancen, denn bei den meisten Menschen treffen sie auf ein Immunsystem, das schon die ersten Zeichen von Winterschwäche zeigt und nicht mehr genügend Kraft aufbringt, die Übeltäter in Schach zu halten.

Wenngleich viel seltener als im Herbst und Winter, kann man sich auch in den Sommermonaten eine Erkältung einfangen – etwa durch Zug beim Autofahren, zu langes Schwimmen in kühlem Wasser oder weil man den nassen Badeanzug nicht gewechselt hat. Aber völlig egal, in welcher Jahreszeit sie uns heimsuchen: Erkältungen sind lästig und können einen für Tage außer Gefecht setzen. Die gute Nachricht ist jedoch: Es gibt eine große Palette altbewährter Hausmittel aus der Apotheke der Natur, mit denen sich Erkältungssymptome wie Husten, Schnupfen, Halsweh, Fieber und Gliederschmerzen wirkungsvoll behandeln lassen – und das auf ganz sanfte Weise.

In diesem kleinen Ratgeber erhalten Sie viele Informationen über wirksame Hausmittel, die sich gut zur Selbstbehandlung eignen. Übersichtliche, verständliche Anleitungen und detaillierte Angaben erleichtern Ihnen die Zubereitung der Rezepturen, seien es beispielsweise Teezubereitungen, Wickel, Auflagen oder Bäder.

In einem gesonderten Kapitel erfahren Sie zudem alles Wichtige, um Ihr Immunsystem zu stärken und den lästigen Viren eine mächtige »Abwehrarmada« entgegenzusetzen. So sind Sie bestens gewappnet und Ihre Schutztruppen stehen bereit, wenn's ernst wird!

Heilpflanzen und Hausmittel bei Erkältungskrankheiten

Sinnvolle Selbsthilfe braucht Wissen. In diesem Kapitel erhalten Sie Informationen über die Natur der Erkältungskrankheiten. Außerdem erfahren Sie, welche Heilpflanzen und Hausmittelanwendungen grundsätzlich zur Behandlung und Linderung grippaler Infekte geeignet sind.

Was sind Erkältungen?

Kaum einer bleibt von der Krankheit verschont: der Erkältung, die alljährlich bevorzugt in den Herbst- und Wintermonaten eine große Zahl an Menschen heimsucht. Ursache ist eine Infektion mit Erkältungsviren. Diese werden durch Speicheltröpfchen, etwa beim Husten, Sprechen oder Niesen, von Mensch zu Mensch übertragen.

Ursachen und Symptome

Der grippale Infekt – wie die Erkältung auch genannt wird – spielt sich vorwiegend in den oberen Luftwegen ab. Dort dringen die äußerst ansteckenden Erkältungsviren in den Körper ein und breiten sich mit großer Geschwindigkeit aus. Übertragen werden die Erreger durch winzige Tröpfchen aus der Atemluft.

Nach zwei bis drei Tagen kommt es zu den typischen Zeichen des grippalen Infektes: Halsschmerzen, Müdigkeit, Abgeschlagenheit; die Nase beginnt zu laufen, die Augen tränen. Häufig sind die Lymphknoten im Halsbereich ein wenig angeschwollen, es bestehen Kopf- und Gliederschmerzen sowie Fieber. Später kommt Husten hinzu, der noch anhalten kann, wenn die anderen Symptome schon wieder abgeklungen sind.

Erkältungskrankheiten werden nicht – wie der Name vermuten lässt – durch Kälte selbst hervorgerufen. Sind aber einzelne Körperteile kalt, beispielsweise die Füße, funktioniert die Durchblutung nicht so gut. Dadurch sinken die Widerstandskräfte, und man wird anfälliger für Krankheiten. Auch können sich die Krankheitserreger besser vermehren, was die Ansteckungsgefahr vergrößert. Diese ist besonders groß, wenn man sich viel mit anderen Menschen in geschlossenen Räumen aufhält oder gezwungen ist, mit öffentlichen Verkehrsmitteln, wie U-Bahn oder Straßenbahn, zur Arbeit zu fahren.

Hinter Erkältungen steckt nicht Kälte, sondern Viren.

Richtig behandeln

Erkältungskrankheiten sind die idealen »Kandidaten« für die sanfte Medizin. Es braucht keine schweren Geschütze, um sie zu behandeln. Altbewährte Hausmittel sind hilfreich, um die Selbstheilungskräfte zu aktivieren.

Sanft lindern

Erkältungen trainieren unser Immunsystem.

Ein Wort aus dem Volksmund sagt: Ohne Behandlung dauert eine Erkältung sieben Tage, mit Behandlung eine Woche. An dieser alten Weisheit, die unsere Großmütter und Urgroßmütter bereits kannten, ist sehr viel dran. Auch die meisten Ärzte raten, eine Erkältung nicht einfach mit Medikamenten zu unterdrücken, und empfehlen sanfte Hausmittel zur Linderung der Beschwerden. Denn das Abwehrsystem unseres Körpers ist ausgesprochen tatkräftig, und die zahlreichen Zellen und Botenstoffe des Immunsystems werden durch Hausmittel aus der Apotheke der Natur wirkungsvoll unterstützt.
Sollten Symptome wie ein Husten jedoch über längere Zeit nicht vergehen oder sich sogar verschlimmern, können Medikamente wie zum Beispiel Antibiotika nötig sein. Doch lassen sich die chemische Geschütze oft für wirklich schwere Fälle aufsparen, denn meistens schafft es das Abwehrsystem aus eigenen Kräften, die Krankheitserreger zu besiegen. Zudem wird es mit jeder durchlaufenen Krankheit gestärkt und ist beim nächsten Infekt noch besser gewappnet.

Wie natürliche Mittel wirken

Natürlich können das Zwiebelsäckchen auf dem Ohr, das Gurgeln mit Salzwasser oder die Inhalation von Kamillenteesud Beschwerden wie Ohren- und Halsschmerzen oder eine verstopfte Nase nicht heilen.
Dennoch ist der Einsatz der natürlichen Mittel sehr sinnvoll, da sie die Beschwerden zu lindern vermögen und

den Zustand für den Erkrankten erträglicher machen. Zudem helfen naturheilkundliche Anwendungen und Hausmittel, die Selbstheilungskräfte des Körpers zu aktivieren. So wirken Inhalationen und Spülungen etwa reinigend auf die Schleimhäute von Nase und Rachen und helfen so der Körperabwehr, Krankheitserreger wie Schnupfenviren schneller zu beseitigen.

Training für das Immunsystem

Zu berücksichtigen ist auch, dass jeder durchgemachte Infekt – wie schon erwähnt – immer auch ein Training fürs Immunsystem darstellt und es sozusagen »an seinen Aufgaben wächst«.

Das gilt besonders für Kinder. Kids im Kindergartenalter machen oft 10 bis 13 Infekte im Jahr durch. Für die Eltern ist dies natürlich eine riesige Herausforderung, da die vielen Krankentage den beruflichen sowie privaten Alltag tüchtig durcheinanderbringen können. Dennoch wird von den meisten Kinderärzten geraten, diese Infekte durchzustehen und nicht voreilig Medikamente wie Antibiotika zu verabreichen. Gerade das kindliche Immunsystem muss von Jahr zu Jahr gestärkt werden. Hier sind die Infekte die nötigen »Trainingspartner«, die eine solche Stärkung herbeiführen. Nicht umsonst sind Kinder in späterem Alter zumeist bestens gegen ernste Erkrankungen gewappnet.

Hausmittel stimulieren unsere Selbstheilungskräfte.

Etwas anders verhält es sich mit den klassischen Kinderkrankheiten wie Masern, Mumps oder Keuchhusten. Hier wird heutzutage eine Impfung empfohlen, um gefährliche Komplikationen, wie etwa eine Masern-Enzephalitis oder eine chronische Atemwegskrankheit, zu verhüten. Denn bei diesen Krankheiten sind die Gefahren schwerwiegender als der »Trainingsnutzen«.

Wissenswertes über Hausmittel

Ob in Asien oder Afrika, ob bei den alten Ägyptern, Griechen oder Indianern: Hausmittel waren zu allen Zeiten und in allen Kulturen von zentraler Bedeutung, um Beschwerden zu lindern und Krankheiten zu heilen. Besonders bei Erkältungskrankheiten sind sie oft eine gute Alternative.

Was sind Hausmittel?

Nach der allgemeinen Definition handelt es sich bei Hausmitteln um einfache medizinische Maßnahmen, die oft auf eine sehr lange Tradition zurückgehen und von einer Generation zur nächsten weitergegeben werden.

Hausmittel sind fast so alt wie unsere Krankheiten selbst.

Das Spektrum der Anwendungen ist ausgesprochen vielfältig. Trotzdem ähneln sich viele Mittel, die in den verschiedenen Kulturen zum Einsatz kamen und heute immer noch kommen. Allen Hausmitteln gemeinsam ist, dass sie sich ausschließlich natürlicher Methoden und natürlicher Substanzen bedienen: Heilkräuter, Lebensmittel, Wasser, Salz, Lehm oder Licht, um eine Auswahl zu nennen. So wurden manche Heilpflanzen wie beispielsweise Johanniskraut schon in der Steinzeit verwendet.

Auch das Jahrtausende alte Heilwissen Chinas, Indiens, Ägyptens oder des Aztekenreiches birgt einen riesigen Erfahrungsschatz im Bereich der Naturmedizin. Nicht zuletzt blickt auch die Klostermedizin, zum Beispiel einer naturheilkundlich Gelehrten wie *Hildegard von Bingen*, auf eine fast tausendjährige Tradition zurück.

Die Erforschung der Mittel und Methoden

Hausmittel waren und sind aber nicht nur die Heilmittel der Laien: Viele große Medizingelehrte, beispielsweise *Hippokrates* (460–370 v. Chr.), *Hildegard von Bingen*

(1098–1179) oder der »Wasserdoktor« *Pfarrer Sebastian Kneipp* (1821–1897) befassten sich intensiv mit der Erforschung und Anwendung natürlicher Heilmethoden. Aber auch Ärzte und andere Fachkräfte aus Heilberufen, die der Naturheilkunde sehr nahestehen, haben sich intensiv damit befasst.

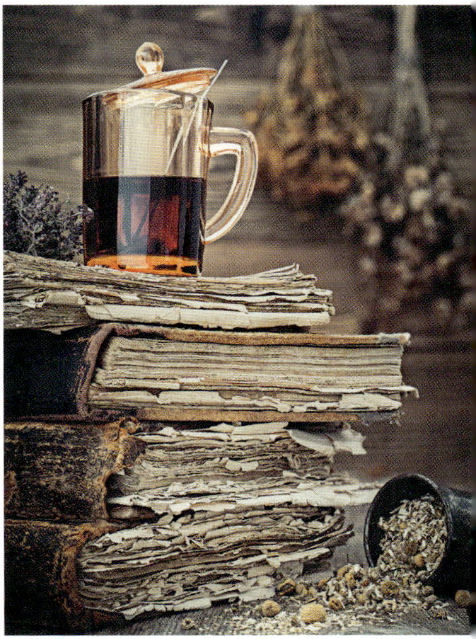

Viele Anwendungen der Erfahrungsheilkunde sind uns aus alten Gelehrtenschriften überliefert.

Die Erkenntnisse der großen Lehrer haben diese Form der Erfahrungsheilkunde immer weiter verfeinert. Daraus entstanden Therapiekonzepte, die auch heute noch ihren festen Platz in der Naturmedizin und Selbsthilfe haben. So hat *Hildegard von Bingen*, die große Gelehrte in Sachen Heilpflanzentherapie, während ihres lebenslangen Studiums unzählige Kräuter, Wurzeln, Blüten und Blätter auf ihre Heilwirkung untersucht und ihr Wissen in ihrem Gesamtwerk *Causae et Curae* (Ursachen und Heilungen) für späteren Generationen zusammengefasst und festgehalten.

Auch war bereits seit dem frühen Altertum bekannt, dass Wasseranwendungen Heilkraft besitzen. Aber erst antike griechische Gelehrte erfanden die Balneotherapie (von balneo = baden).

Zu großer Berühmtheit gelangten hydrotherapeutische (von hydro = Wasser) Behandlungen dann viel später durch den Medizingelehrten und Naturheilkundigen *Pfarrer Kneipp*, der sie durch einfache, auch zu Hause anwendbare Methoden wie Bäder oder Güsse vielen Menschen zugänglich machte. Seine Wassertherapien bilden noch heute eine wesentliche Grundlage von Kuren und Heilbädertherapien. Sie können bei verschiedensten Krankheiten angewendet werden und zielen darauf ab, die Selbstheilungskräfte zu aktivieren.

Auch hinter Erfahrungsheilkunde steckt viel Wissenschaft.

Die ersten Arzneibücher

Bereits ungefähr 350 v. Chr. beschrieb der Grieche *Diokles von Karytos* Pflanzen mit ihrer Zubereitung und Anwendung. Ebenfalls von einem griechischen Pflanzenforscher, *Pedanios Dioscurides*, dem ersten bedeutenden naturheilkundlichen Pharmakologen, wurde im ersten Jahrhundert n. Chr. das fünfbändige Arzneimittelbuch *Materia Medica* verfasst. Sie bildeten die Grundlage für spätere berühmte Werke wie *Herbarius* von *Paracelsus* oder *Causae et Curae* von *Hildegard von Bingen*.

Hausmittel und die moderne integrative Medizin

Hausmittel stimulieren die Selbstheilung und stärken unser Gesundheitsbewusstsein.

Auch wenn Schulmediziner lange ganzheitlichen Behandlungsformen skeptisch gegenüberstanden, erfahren viele Kranke dadurch Linderung und eine Verbesserung ihres Befindens. Inzwischen sind die meisten Ärzte und Therapeuten davon überzeugt, dass die Methoden der Komplementärmedizin die schulmedizinische Therapie wirkungsvoll ergänzen können. Dies gilt auch für Hausmittel, denn immer mehr Mediziner befürworten es, dass sich Patienten mit bewährten Mitteln selbst helfen, da dies auch die Eigenverantwortlichkeit schult.

Zudem lernen Patienten, die sich mit Hausmitteln selbst helfen, ihren Körper besser kennen und können seine Signale genauer einordnen. Das hat den großen Vorteil, dass aufgeklärte Patienten einer Krankheit frühzeitig begegnen können.

Chancen und Grenzen der Selbsthilfe

So sanft Hausmittel auch sind, die Selbstmedikation erfordert ein gewisses Grundwissen sowie einen verantwortungsvollen Umgang. So kann selbst die sanfteste Heilpflanze gesundheitlichen Schaden anrichten, wenn sie falsch dosiert oder angewendet wird.

Was macht den Reiz der Hausmittel aus? Zum einen sind die meisten Methoden und Mittel besonders preisgünstig sowie einfach selbst herzustellen und anzuwenden. Zum anderen scheuen viele Menschen den Gang zum Arzt und versuchen – statt in überfüllten Wartezimmern zu sitzen –, sich selbst zu helfen. Ein wichtiger Aspekt ist hier sicher auch das wachsende Gesundheitsbewusstsein in der Bevölkerung. Denn je besser die Menschen aufgeklärt und informiert sind, desto eher können sie Eigenverantwortung übernehmen und selbst etwas für ihr Gesundwerden und Gesundbleiben tun. Hausmittel erweisen sich zur Selbstbehandlung als geradezu ideal, denn sie sind fast immer besonders sanft und nebenwirkungsarm, weshalb ihnen viele Menschen mehr Vertrauen schenken als manchem schulmedizinischem Medikament.

Gezielte Auswahl und Dosierung

Aber Vorsicht: Selbst zunächst völlig harmlos anmutende Behandlungen, etwa mit reinem Wasser, können einen negativen Einfluss haben, wenn ihre Reizwirkung auf den Organismus durch eine falsche Temperatur zu stark ist. Hier erweist es sich als sinnvoll, behutsam vorzugehen und mit zunächst schwachen Reizen in die Therapie einzusteigen. So können Sie beispielsweise bei einer Wechseldusche die Temperaturspanne zwischen ›Heiß‹ und ›Kalt‹ zunächst niedrig halten und dann allmählich steigern.

Auch sanfte Mittel erfordern eine umsichtige Anwendung.

Dabei sollten Sie darauf achten, wie Sie sich fühlen und welche Reaktionen Ihr Körper zeigt. Eine einfache Regel lautet: Weniger ist oft mehr. Dies gilt auch für alle anderen Anwendungen wie etwa Teezubereitungen, Wickel, Auflagen, Güsse, Packungen oder Einreibungen.

Wann zum Arzt?

Die Grenzen der Selbstbehandlung sind dort erreicht, wo keine rasche Besserung der Beschwerden eintritt oder die Krankheit einen ernsteren Verlauf zu nehmen droht. Sie sollten deshalb den Krankheitsprozess genau beobachten. Wenn Sie sich unsicher fühlen und Zweifel haben, ob die Selbstbehandlung bei Ihnen oder Ihrem Kind die erhoffte Hilfe bringt, zögern Sie bitte nicht, den Arzt zu konsultieren! Hier lautet die Devise: Lieber einmal zu viel zum Arzt als zu wenig. Denn vor allem die Behandlung chronischer Krankheiten gehört in erfahrene Hände, je frühzeitiger, desto besser.

Bei Verschlechterung und hartnäckigen Beschwerden einen Arzt konsultieren!

Damit Sie sich auch bei der Nutzung dieses Ratgebers auf der sicheren Seite wissen, finden Sie im Praxisteil »Sanfte Hilfe bei leichten Beschwerden« neben einer Beschreibung der Krankheit immer auch einen Hinweis, wann Sie besser einen Arzt zu Rate ziehen sollten. Oft müssen Sie gar nicht persönlich in der Praxis erscheinen, sondern können Ihre Sorgen in einem Telefonat lösen. Sollte kein Arzt erreichbar sein, können Sie sich auch an Ihre Apotheke wenden. Vor allem bei der Auswahl und Verabreichung bestimmter Medikamente kann Ihnen der Apotheker mit Rat und Hilfe zur Seite stehen. Während der Nacht sowie an Sonn- und Feiertagen sind Notfall-Apotheken für Sie erreichbar.

Pflanzenheilkunde

Die Pflanzenheilkunde – in der Fachsprache Phytotherapie genannt – ist zweifellos die älteste Therapiemethode der Menschheitsgeschichte. Was sie von synthetischen Medikamenten am meisten unterscheidet, ist das komplexe Zusammenspiel verschiedenster Wirkstoffe.

In China und Indien wurden schon vor über 4000 Jahren Pflanzenarzneien entwickelt. Vor über 2500 Jahren waren in der Tonplatten-Bibliothek des assyrischen Kaisers *Assurbanipal* bereits 250 pflanzliche Arzneien exakt beschrieben. In der Antike und im europäischen Mittelalter machten sich viele berühmte Heilkundige die Kraft verschiedenster Pflanzen zunutze. Und noch heute liegt Phytotherapie voll im Trend. Dreiviertel der Weltbevölkerung wenden Heilpflanzen als begleitende oder alleinige Behandlung an.

Konzert der Wirkstoffe

Pflanzenarzneien haben häufig einen viel schonenderen Einfluss auf den Organismus als synthetische Medikamente. Während diese nämlich meist nur aus ein oder zwei Wirkstoffen bestehen, enthält das pflanzliche Mittel ein fein abgestimmtes Stoffgemisch, das kein Pharmakologe der Welt je im Labor herstellen könnte. Dieses wirkt zwar langsamer und schwächer, ist dafür aber wesentlich verträglicher. Bei akuten bedrohlichen Krankheiten erweist sich die rasche Wirkung mancher synthetischer Mittel oft als lebenswichtig. Mildere Leiden mit leichteren Beschwerden lassen sich dagegen oft besser mit Pflanzenmedizin behandeln.

Pflanzen heilen komplexer und meist verträglicher als chemische Arzneien.

Heute sind zumindest die Hauptwirkstoffe der meisten Kräuter und Wurzeln wissenschaftlich erforscht. Allerdings gibt es immer noch eine große Zahl von Heilpflanzen – darunter so gängige wie Baldrian –, deren Wirkstoffzusammensetzung noch ein Geheimnis ist. Man kann zwar sagen, dass sie eine bestimmte Wirkung entfalten, doch auf welche Substanzen das zurückzuführen ist, bleibt noch zu klären.

Die wichtigsten Wirkstoffgruppen

Die wichtigsten Inhaltsstoffe von Heilpflanzen sind je nach ihrer therapeutischen Wirkung in verschiedene Gruppen eingeteilt. Sie können sich dabei gegenseitig ergänzen und verstärken, was ihren besonderen Nutzen als Heilmittel ausmacht. Zu den wichtigsten Wirkstoffgruppen zählen *Alkaloide, Glykoside, ätherische Öle, Gerbstoffe, Bitterstoffe, Kieselsäure, Flavonoide, Saponine, Schleimstoffe, Mineralstoffe, Spurenelemente und Vitamine*.

Das Konzert der Pflanzenwirkstoffe lindert und stärkt vielfältig.

Diese Wirkstoffe beeinflussen den Organismus in vielfältiger Weise. Sie wirken beispielsweise im Nervensystem, aktivieren den Hormonstoffwechsel oder stimulieren die Muskulatur der Organe (beispielsweise Alkaloide). Sie haben entzündungshemmende, keimtötende und immunstärkende Eigenschaften (wie ätherische Öle, Saponine oder Gerbstoffe). Viele Stoffe entfalten auch allgemein regenerierende und stärkende Eigenschaften und aktivieren zum Beispiel den Zellstoffwechsel oder die Verdauung (z. B. Flavonoide, Spurenelemente, Mineralstoffe, Vitamine oder Bitterstoffe).

Von der riesigen Menge an Pflanzenwirkstoffen sind den Wissenschaftlern heute etwa 5000–6000 bekannt. Man vermutet jedoch, dass noch viel mehr Wirkstoffe in Pflanzen enthalten sind, die Heilwirkungen im Körper entfalten können.

Die wichtigsten Heilpflanzen

Heilpflanzen gegen Erkältungskrankheiten zielen darauf ab, Symptome wie Husten, Schnupfen oder Halsweh zu lindern und das Immunsystem zu stärken. Sie können als Teezubereitungen angewandt werden, aber auch als feuchte Auflagen, Inhalationslösungen oder zum Gurgeln.

Aloe vera *(Aloe vera)*
Die Aloe sieht zwar einem Kaktus ähnlich, gehört aber zu den Liliengewächsen. Sie stammt ursprünglich aus Afrika, wird heute aber auch in Südamerika und den subtropischen Gebieten der USA angebaut. Das Aloegel eignet sich äußerlich zur Hautregeneration. Seine Inhaltsstoffe, vor allem Saponine, ätherische Öle und Salicylsäure, entfalten einen entzündungshemmenden Effekt und spenden zudem Feuchtigkeit. Ekzeme und Wunden heilen schneller ab. Auch zur innerlichen Anwendung ist Aloe-vera-Saft geeignet. Die Heilpflanze stärkt das Immunsystem und hilft so, die Selbstheilungskräfte zu aktivieren.

Aloe vera pflegt nicht nur die Haut, sondern auch das Immunsystem.

Bockshornklee *(Trigonella foenum-graecum)*
Die Heilpflanze war bereits den alten Ägyptern gut bekannt. Auch in der mittelalterlichen Klostermedizin hatte sie eine große Bedeutung. Ihre ursprüngliche Heimat ist Ostindien, inzwischen hat sich die Pflanze aber auch in China, Osteuropa und im Mittelmeerraum ausgebreitet. Zu therapeutischen Zwecken findet der Samen des Bockshornklees Verwendung. Er enthält Schleimstoffe, Eiweiße, ätherische Öle, Bitterstoffe und Saponine. Sie wirken adstringierend (zusammenziehend), schmerzlindernd und fördern den Stoffwechsel.

Brennnessel *(Urtica dioica)*
Die Brennnessel wächst in Mitteleuropa nahezu überall. Die Blätter enthalten Flavonoide, Mineralsalze und Kiesel-

säure (Silikat). Diese Substanzen entfalten eine harntreibende Wirkung, regen Leber und Galle an, schwemmen Stoffwechselschlacken schneller aus und reinigen so auf sanfte Weise das Blut. Brennnessel ist außerdem reich an Carotinoiden und Vitamin C. Diese Stoffe bekämpfen sogenannte freie Radikale im Körper und bringen die Abwehr auf Trab. Zur Immunstärkung eignet sich besonders eine Kur mit Brennnesselsaft. Sie wirkt auch wahre Wunder bei der Entschlackung, Reinigung und Gewichtsreduktion, zum Beispiel im Zuge einer Frühjahrskur.

Die Brunnenkresse ist ein starkes natürliches Antibiotikum.

Brunnenkresse *(Nasturtium officinale)*

In der Antike wurde das Küchenkraut bereits als Heilpflanze genutzt. Es enthält Senfölglykoside und reichlich Vitamin C. Diese Inhaltsstoffe entfalten eine leicht keimhemmende sowie schleimlösende Wirkung. Das frische Kraut hilft gegen Katarrhe der oberen Atemwege.

Eibisch *(Althaea officinalis)*

Eibisch gehört zur Familie der Malvengewächse. Die Pflanze stammt ursprünglich vom Schwarzen Meer und enthält reichlich Schleim- und Gerbstoffe. Die Hauptwirkung dieser Substanzen beruht darauf, entzündete Schleimhäute mit einer Art »Schutzschicht« zu überziehen und sie so vor weiteren Angriffen von Bakterien oder Viren zu bewahren. Daher wirkt Eibisch reizlindernd bei Entzündungen der Mund- und Rachenschleimhaut und bei trockenem Reizhusten.

Gerbstoffe wie in der Eichenrinde sind natürliche Entzündungshemmer.

Eichenrinde *(Quercus robur)*

Die Rinde der Stieleiche hat einen sehr hohen Gehalt an Gerbstoffen. Diese Substanzen bewirken, dass sich die Schleimhäute zusammenziehen (adstringieren) und Entzündungen gehemmt werden. Deshalb dienen Zubereitungen mit Eichenrindenextrakt als altbewährtes Hausmittel bei allen entzündlichen Prozessen, vor allem in Mund und Rachen sowie auf der Haut.

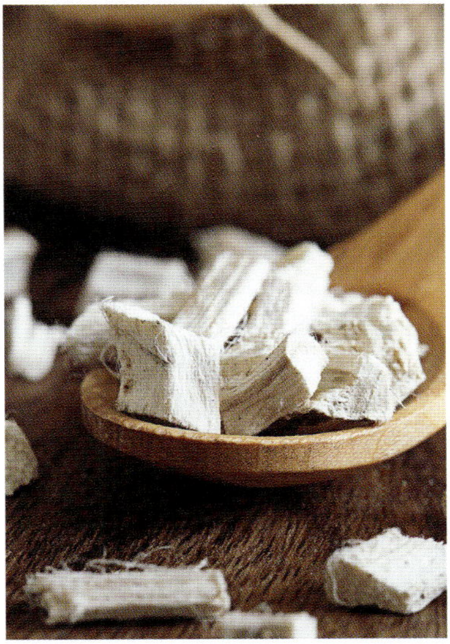

Die Inhaltsstoffe der Eibischwurzel schützen unsere Schleimhäute wie eine Art Schild.

Ginseng *(Panax ginseng)*

Wegen der großen Heilkraft gehört Ginseng in Ostasien zu den wertvollsten Pflanzen. Die Wurzel wird dort seit über 3000 Jahren als Stärkungsmittel eingesetzt. Sie enthält vor allem Saponine, ätherische Öle und Glykane. Ginseng kurbelt Stoffwechsel, Hormone und Kreislauf an, stärkt die Organsysteme und verbessert dadurch die gesamte Konstitution. Nach längerer Krankheit und bei Infektanfälligkeit kommen Patienten viel schneller wieder auf die Beine, wenn sie eine Kur mit Ginsengextrakt durchführen.

Holunder *(Sambucus nigra)*

Der Holunder ist eine Strauchpflanze, die in unseren heimischen Wäldern oft zu finden ist, aber auch gerne als Zierpflanze in Gärten gesetzt wird. Holunderbeeren enthalten ätherische Öle sowie Flavonoide. Tee, der möglichst heiß getrunken wird, wirkt schweißtreibend und kann zu Beginn einer fiebrigen Erkältung die Abwehrkräfte steigern und die Regeneration beschleunigen.

Isländisch Moos *(Cetraria islandica)*

Diese Flechte enthält verschiedene heilsame Inhaltstoffe, darunter vor allem einige antibiotisch wirksame Bitterstoffe sowie Vitamine. Isländisch Moos wirkt stark reizmildernd bei Erkältungskrankheiten, Katarrhen der oberen Luftwege, chronischer Bronchitis und Reizhusten.

Kamille *(Matricaria chamomilla* L.)

Diese uralte Heilpflanze aus der Familie der Korbblütler enthält ätherische Öle – insbesondere das Bisabolol – sowie Flavonoide und Schleimstoffe. Diese Substanzen wirken entzündungshemmend und fördern die Regeneration von Haut und Schleimhäuten. Äußerlich kann die Kamille deshalb bei Schleimhautreizungen im Mund und zur Milderung eines Schnupfens eingesetzt werden.

Knoblauch *(Allium sativum)*

Der antibiotisch wirkende Knoblauch stinkt auch den Erkältungsviren.

Der Knoblauch ist eine uralte Heilpflanze. In Ägypten bekamen die Arbeiter am Bau der Pyramiden pro Tag 20 Gramm Knoblauch, um sie vor dem Sumpffieber zu schützen. Die Hauptwirkstoffe sind Alliin, Saponin, verschiedene Vitamine und Selen. Diese haben eine antibiotikaähnliche Wirkung und können das Wachstum von Krankheitserregern bremsen.

Lindenblüten *(Tilia platyphyllos)*

Lindenblütentee ist schon seit dem Mittelalter als hervorragendes Mittel gegen Erkältungen bekannt. Bei grippalem Infekt entfaltet er eine schweißtreibende und schleimlösende Wirkung.

Malve *(Malva sylvestris)*

Die weit verbreitete Pflanze wächst an Wegrändern, in Gärten und auf Äckern. Die Schleim- und Gerbstoffe sowie einige ätherische Öle überziehen vor allem die Schleimhaut in den Atemwegen mit einer Art »Schutzschicht« und schützen sie so vor Angriffen von Bakterien oder Viren. Daher ist die Malve besonders bei Husten wirksam, sie hilft aber auch gegen Reizungen im Rachenraum sowie gegen Halsschmerzen.

Meerrettich *(Armoracia rusticana)*

Die aromatischen Senföle im Meerrettich wirken antimikrobiell.

Die kräftige Staudenpflanze hat eine fleischige, weiße Wurzel, die aufgrund ihres scharfwürzigen Geschmacks in der Küche sehr beliebt ist. Diese Senföle entfalten eine antimikrobielle Wirkung und helfen, Atemwegs-, aber auch Harnwegsinfekte zu lindern. Außerdem werden dem Meerrettich eine Steigerung der körpereigenen

Abwehrkräfte sowie eine Schutzwirkung vor Erkältungen zugesprochen.

Pfefferminze *(Mentha × piperita)*

Diese Kreuzung aus grüner Minze und Wasserminze wird in unseren Breiten seit etwa 300 Jahren kultiviert und gilt als eine der bewährtesten Heilpflanzen. Bei Kopfschmerzen und Migräne hilft ihr Öl, das auf Schläfen und Stirn aufgetragen wird, genauso gut wie eine leichte Schmerztablette. Es eignet sich auch sehr gut zur Inhalation, lockert festsitzendes Sekret in den Atemwegen und beschleunigt die Abheilung von Schnupfen.

Salbei *(Salvia officinalis)*

Salbei ist eine alte Gewürzpflanze, die vor allem in den Tropen und Subtropen mit über 500 Arten vorkommt. Die Blätter haben zahlreiche Heilwirkungen: Sie enthalten Gerbstoffe, die Krankheitskeime hemmen und entzündliche Prozesse an den Schleimhäuten lindern. Vor allem Entzündungen in Mund und Rachen (Zahnfleischentzündung, Mandelentzündung, Halsweh) können mit Gurgellösungen sehr gut gemildert werden.

Sonnenhut *(Echinacea angustifolia, purpurea* und *pallida)*

Extrakte aus dem Sonnenhut stärken die Abwehr. *Echinacea,* so der wissenschaftliche Name, gilt deshalb vor allem als bewährtes Pflanzenmittel gegen Erkältungen. Das Heilkraut wurde bereits von den Indianern unter anderem bei schlecht heilenden Wunden eingesetzt, um die Regeneration zu fördern und die Abheilung zu beschleunigen.

Spitzwegerich *(Plantago lanceolata)*

Die Pflanze ist auf Wiesen und Weiden in Europa und Asien weit verbreitet. Verwendet wird das Kraut; es enthält Schleimstoffe, Bitterstoffe, Gerbstoffe, Flavonoide und Glykoside. Die Schleimstoffe schützen die Rachenschleimhaut und erleichtern das Abheilen von Entzündungsprozessen. Spitzwegerichkraut wird deshalb erfolgreich bei Katarrhen der Atemwege, Bronchitis und Husten eingesetzt.

Süßholz (Lakritze) *(Glycyrrhiza glabra)*

Die kräftige Staudenpflanze ist vor allem im Orient verbreitet. Ihre Hauptwirkstoffe sind Saponine, Glykoside und Flavonoide. Da sie schleim- und krampflösend wirkt, kommt Süßholzwurzel vor allem bei krampfartigem Husten zum Einsatz. Sie kann aber auch schmerzhafte Magen- oder Blasenkrämpfe lindern.

Thymian *(Thymus vulgaris)*

Der Thymian ist ein hoch aromatischer, buschiger Zwergstrauch, dessen Kraut reichlich ätherisches Öl (Thymol) sowie Bitterstoffe und Gerbstoffe enthält. Die Heilpflanze wirkt schleimlösend und entzündungshemmend. Daher wird sie besonders gerne bei Bronchitis und Reizhusten eingesetzt.

Das Stiefmütterchen lindert Bronchialinfekte umfassend unter anderem mit Salicylsäure. Eine sanfte Aspirinalternative.

Wildes Stiefmütterchen *(Viola tricolor)*

Die auch als Ackerveilchen bekannte zierliche Blume hat auch als Heilpflanze eine Bedeutung. Das Kraut enthält Salicylsäure-Verbindungen, Flavonoide, Gerbstoffe, Bitterstoffe und Saponine. Diese Inhaltsstoffe sind besonders bewährt bei fiebrigen Bronchialinfekten, die mit trockenem Husten einhergehen.

Zitronenmelisse *(Melissa officinalis)*

Die Pflanze gelangte aus dem Mittelmeerraum in die Gärten der christlichen Klöster und enthält verschiedene ätherische Öle sowie Gerb- und Bitterstoffe. Diese wirken zum einem krampflösend, zum anderen beruhigen sie die Nerven. Deshalb kann Melisse bei Kopfweh und Gliederschmerzen helfen.

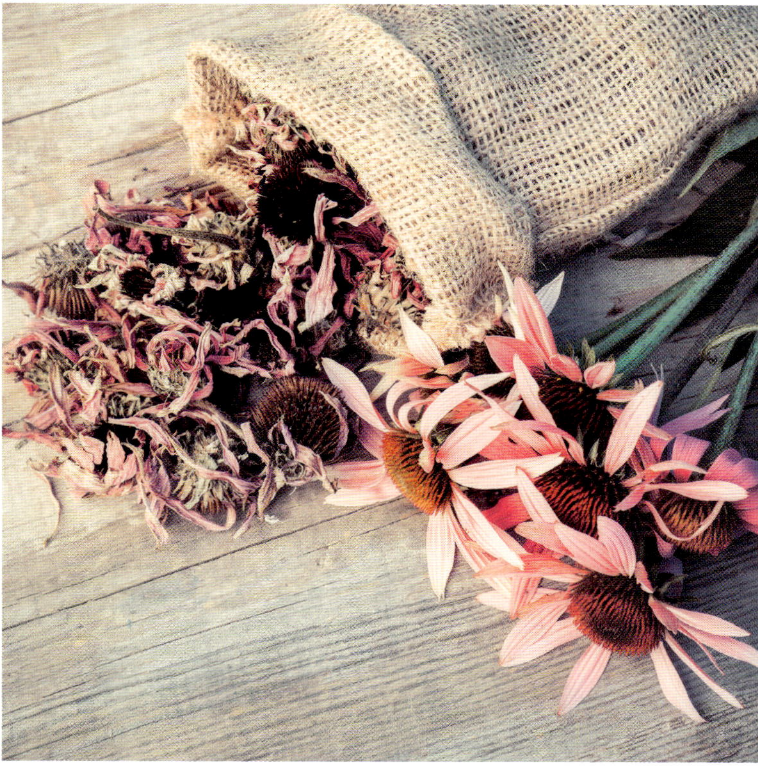

Der Immunbooster *Echinacea* schützt, lindert und unterstützt bei der Regeneration.

Zwiebel *(Allium cepa)*

Die Zwiebel wird dank ihrer vielfältigen Gesundheitswirkung als die »Königin des Gemüses« bezeichnet. Sie enthält ungefähr zwölf verschiedene Substanzen, die ähnliche Wirkungen wie Antibiotika haben. Das sind vor allem schwefelhaltige Verbindungen wie Alliin, Allicin, Polysulfide und das Tränen der Augen verursachende Propanthialoxid. Diese Stoffe können Krankheitserreger abtöten und Entzündungen auf Haut und Schleimhäuten mildern. Durch ihre starke antibakterielle Wirkung beugt die Zwiebel Infektionen vor und hilft bei grippalen Infekten mit Husten und Schnupfen.

Die wichtigsten Hausmittel

Pflanzen, Wasser, Erde, Licht: Die Natur bietet mit ihren Elementen nicht nur eine wunderbare Vielfalt, sondern birgt auch eine große Heilkraft. Lernen Sie im Folgenden sanfte und zugleich wirkungsvolle Hausmittel kennen, die sich diese besondere Kraft zunutze machen.

Spezielle Teezubereitungen

Die meisten der auf Seite 19 bis Seite 25 beschriebenen Heilpflanzen eignen sich hervorragend in ihrer Anwendung als Tee. In den Rezepten ist, wo nicht anders ausgezeichnet, stets von getrockneten Kräutern die Rede. Darüber hinaus gibt es noch weitere Teezubereitungen. Die drei wichtigsten finden Sie hier.

Kombuchatee

Kombucha wird in Asien seit Hunderten von Jahren als Heilgetränk hoch geschätzt. Es wird durch Fermentierung von gesüßtem Tee mit dem Kombuchapilz hergestellt. Das wohltuende Getränk hat eine rosa bis braune Farbe, ist leicht schäumend und wird kalt getrunken.

Durch Fermentation entstehen viele wohltuende Inhaltsstoffe, auch in unserer Nahrung.

Kombucha enthält verschiedene Hefen sowie Bakterien. Bei der Vergärung verwandeln diese den Zucker in Kohlendioxid und Ethanol. Diese alkoholische Substanz wird wiederum in Glukuronsäure und Glukonsäure umgewandelt. Glukuronsäure bindet schädliche Stoffwechselprodukte und schleust sie über die Harnwege aus dem Körper. Es entstehen aber auch andere nützliche Substanzen, wie Essigsäure, Milchsäure, Enzyme, Vitamin C sowie verschiedene Spurenelemente wie Zink und Mangan.

In der Volksmedizin Asiens und Russlands wurde Kombucha bevorzugt zur Reinigung, Entschlackung und Entwässerung eingesetzt. Wissenschaftliche Untersuchungen belegen, dass es sich positiv auf den Stoffwechsel und das Immunsystem auswirkt.

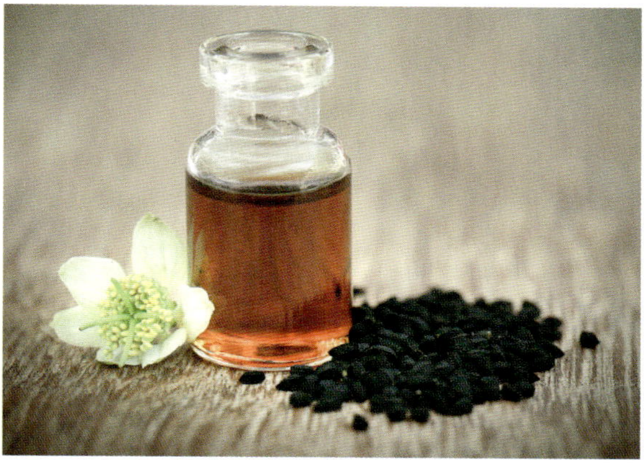

Schwarzkümmelöl lindert Symptome und unterstützt außerdem Stoffwechsel und Immunsystem.

Lapachotee

Der Tee wird aus der Innenrinde des Lapachobaumes hergestellt, der in Süd- und Mittelamerika beheimatet ist. Schon die Inkas nutzten ihn als Heilmittel

Er enthält eine große Zahl an Inhaltstoffen, die für den Organismus wichtig sind, allen voran Mineralstoffe und Spurenelemente wie Zink, Eisen, Jod, Kalium, Kalzium und Selen. Diese Vitalstoffe sowie der Hauptwirkstoff Lapachol haben offensichtlich eine stärkende Wirkung auf das Immunsystem. So wird unter anderem die vermehrte Bildung von Immunzellen angeregt, die Krankheitserreger wie Viren, Pilze oder Bakterien bekämpfen.

Das Lapachol macht den indianischen Rindentee zum echten Immunbooster.

Roibuschtee

Roibusch ist ein südafrikanischer Strauch. Zur Teeherstellung werden junge Blätter und Triebe zerkleinert und einem Fermentierungsprozess unterzogen.

Dem Tee werden einige Heilwirkungen zugesprochen, vor allem zur Stärkung des Immunsystems. Im Konzert mit Spurenelementen und Mineralien wie Eisen, Mangan und Kalzium funktionieren die enthaltenen Flavonoide auch als Zellschutz, indem sie freie Radikale abfangen, die den Zellen Schäden zufügen würden.

Essig und Öl

Die Heilwirkung von Essigessenzen sowie speziellen, hochwertigen Ölen ist schon lange bekannt.
Im Folgenden erhalten Sie einen Überblick, wie Sie Essig und Öl als Hausmittel bei Erkältungskrankheiten wirksam einsetzen können.

Apfelessig

Apfelessig wirkt fiebersenkend, desinfizierend und enthält viele wichtige Spurenelemente.

Der wichtigste Inhaltsstoff ist die Essigsäure. Frischer, unfiltrierter Apfelessig enthält neben einer großen Anzahl an Spurenelementen auch natürliches Kalium, Kalzium sowie Zitronensäure in höherer Konzentration. Bei Erkältungen hat Apfelessig einen Effekt auf unseren Organismus, der schon seit Generationen bekannt ist: Er wirkt mild fiebersenkend, was wahrscheinlich auf eine verbesserte Durchblutung zurückgeführt werden kann.

Schwarzkümmelöl

Schwarzkümmel ist eine 30–50 Zentimeter hoch wachsende Pflanze, die mit etwa 20 Arten im Mittelmeerraum und in Westasien ihre Heimat hat. Botanisch hat er nichts mit Kümmel zu tun. Die Samen werden zu einem wertvollen Öl kalt gepresst. Dieses verfügt über einen hohen Gehalt an mehrfach ungesättigten Fettsäuren, vor allem Linolsäure und Gamma-Linolensäure. Daraus stellt der Körper hormonähnliche Substanzen her. Neben verschiedenen ätherischen Ölen und dem Alkaloid Nigellin enthält Schwarzkümmelöl zudem wichtige Aminosäuren, wie Arginin, Asparagin, Cystin, Glutamin, Glycin, Leuzin, Lysin, Methionin, Phenylalanin, Serin, Threonin, Tryptophan, Tyrosin und Valin.
Die Inhaltsstoffe unterstützen sowohl das Immunsystem als auch den Stoffwechsel. Sie wirken schmerzstillend, bronchialerweiternd sowie entzündungshemmend. Schwarzkümmelöl soll auch bei Allergien helfen, indem es das Immunsystem stabilisiert und unempfindlicher gegen Allergene macht.

Teebaumöl

Es gibt zahlreiche Teebaumsorten, doch nur die Blätter des *Maleuca alternifolia* sind zur Gewinnung des ätherischen Öles geeignet. Als Heilpflanze hat er bei den Aborigines, den Ureinwohnern Australiens, seit jeher große Bedeutung.

Wissenschaftlich bewiesen ist, dass das Öl aus den Blättern des australischen Teebaums antimikrobielle Eigenschaften besitzt. Es kann also effektiv gegen entzündliche Erkrankungen auf Haut und Schleimhäuten eingesetzt werden, die durch Krankheitserreger wie Viren, Bakterien oder Pilze ausgelöst sind. Der gesundheitliche Nutzen hängt jedoch sehr vom Produkt und der richtigen Anwendung ab.

Vorsicht! Bei zu hoher Konzentration durch nicht ausreichende Verdünnung und bei Menschen mit erhöhter Empfindlichkeit kann es zu ausgeprägten Allergien und Hautreizungen kommen.

Wichtig ist deshalb, nur qualitativ hochwertige Öle von ausgewiesenen Markenherstellern zu kaufen und vor der Anwendung einen Verträglichkeitstest zu machen. Dazu können Sie einen Tropfen auf die Haut geben und die Reaktion beobachten. Außerdem ist Teebaumöl nicht zur innerlichen Anwendung geeignet. Bei Mundspülungen sollten Sie deshalb besonders vorsichtig sein, Sie dürfen das Öl nicht hinunterschlucken.

Achten Sie beim Kauf von ätherischen Ölen stets auf Reinheit und Herkunft.

Heilende Nahrungsmittel

In unserer Nahrung befinden sich Abertausende von hochaktiven, äußerst wirkungsvollen Substanzen. Sie werden als bioaktive Stoffe bezeichnet und erfüllen im Zusammenspiel mit den Nährstoffen und Vitaminen unzählige Funktionen im Organismus: Sie helfen, die Energietanks wieder aufzufüllen, die Zellen zu regenerieren, die Abwehrkräfte zu mobilisieren, den Stoffwechsel auf Trab zu halten und die Nerven zu stärken. Folgende Nahrungsmittel sind besonders hilfreich, Erkältungserkrankungen vorzubeugen:

Gemüse und Obst

Frisches Obst und Gemüse sowie Salat – am besten aus biologischem Anbau und in bunter Mischung – sollten täglich auf Ihrem Speiseplan stehen. Damit erhalten Sie alle Mikronährstoffe wie Mineralien, Vitamine, Spurenelemente, aber eben auch die wichtigen sekundären Pflanzenwirkstoffe, die Ihr Körper braucht, um gesund und fit zu bleiben.

Gewürze

Gewürze weisen einen hohen Gehalt an ätherischen Ölen, sekundären Pflanzenwirkstoffen sowie zahlreichen Vitaminen auf. So zeichnen sich Petersilie, Basilikum oder Dill beispielsweise durch einen hohen Vitamingehalt aus, Safran, Nelken, Zimt sowie Salbei und Thymian enthalten in hoher Konzentration antiseptisch wirkende und Entzündungen mildernde Aromastoffe. Am besten kaufen Sie Küchenkräuter immer frisch aus biologischem Anbau oder ziehen sie im Blumentopf selbst.

Gesundes Essen ist die beste Vorbeugung und unterstützt Heilungsprozesse.

Vollkorn-Getreideprodukte

Vollkornprodukte besitzen zahlreiche Nähr- und Vitalstoffe, die der Organismus dringend braucht. Neben Kohlenhydraten, Eiweiß, Ballaststoffen und Fett enthalten sie auch lebenswichtige Vitamine und Mineralstoffe, die in hellen Mehlsorten fehlen, weil Schale und Keime meist entfernt werden.

Prä- und probiotische Milchprodukte

Speziell angereicherte Sorten von Joghurt und sauren Milchprodukten liefern dem Körper sogenannte Prä- und Probiotika. Diese Substanzen sind für eine gesunde Darmflora unentbehrlich. Diese besteht aus Millionen »guter« Bakterien, die als ortsständige Immuntruppe neben anderen Abwehrmolekülen die wichtige Aufgabe haben, den Darm und infolgedessen letztlich den gesamten Organismus vor Krankheitserregern zu schützen.

Fisch und Fleisch

Vor allem Seefische und Meeresfrüchte liefern eine Vielzahl an Spurenelementen wie Zink, Selen und Jod, die für das Immunsystem von großer Bedeutung sind. Mageres Fleisch, zum Beispiel Rind oder Geflügel, bergen ebenfalls wichtige Gesundheitsstoffe: Das für die Blutbildung so wichtige Eisen ist in Fleisch reichhaltiger vorhanden als in Pflanzenkost. Laut ernährungswissenschaftlichen Empfehlungen sollte wöchentlich 1–2 × Seefisch und 1–2 × je 1 Portion Fleisch verzehrt werden. Wenn Sie sich vegetarisch ernähren, sollten Sie mit Ihrem Arzt oder einem Ernährungsberater besprechen, wie Sie den Bedarf an Vitalstoffen decken können.

Lebendige Nahrung wie probiotische Milchprodukte und Fermentiertes unterstützen unsere gesunde Bakterienflora.

Wasser und Salz

Die Heilkraft von Wasser und Salz – im Meer ist beides als Einheit verbunden – zu nutzen, hat in vielen Kulturen eine Jahrtausende währende Tradition.

Hydrotherapie

Das Prinzip der Hydrotherapie basiert auf den Temperaturreizen, die Wasser auf der Haut auslöst. Warmes und kaltes Wasser erzeugen spezifische Reize, die vom Körper unterschiedlich beantwortet werden. Grundlage der Kneipp'schen Therapielehre ist damit das Prinzip von Reiz und Reizantwort, das auch den Wasseranwendungen zugrunde liegt. In der Kneipp'schen Lehre gibt es weit über 100 verschiedene Wasseranwendungen in Form von Waschungen, Wassertreten, Güssen, Bädern, Inhalationen und Wickeln. Diese Wasseranwendungen sind dafür bekannt, dass sie die Zahl der Immunzellen steigern und so wirkungsvoll vor grippalen Infekten schützen können.

Soleanwendungen

Die volksmedizinische Anwendung von Salz erfolgt zumeist als sogenannte Sole-Behandlung. Der Begriff Sole stammt aus dem Mittelhochdeutschen und bedeutet so viel wie »Salz-Wasser-Lösung«. Die medizinische Wirksamkeit, beispielsweise als Spülung oder Gurgellösung, etwa bei Halsschmerzen, ist unbestritten. Aber auch andere Behandlungsmaßnahmen wie Salzwasserinhalationen haben sich bewährt, um Atemwegserkrankungen wie Husten oder Schnupfen zu behandeln. Die Soletherapien machen sich den Effekt des Salzes zunutze, die Schleimhäute zu reinigen, entzündliche Reizungen auf Haut und Schleimhäuten zu verringern und die Regeneration zu fördern.

Schon einfaches Wasser allein kann mittels Temperaturreizen stark wirken.

Thalassotherapie

Das Wort stammt aus dem Griechischen und bedeutet Meerwassertherapie (griechisch: thalassa = Meer). Dabei werden die Wasserzusammensetzung sowie bestimmte Inhaltsstoffe des Meeres gezielt genutzt, um Beschwerden zu behandeln. Vor allem das Salz und Spurenelemente wie Jod und Algenbestandteile entfalten gute therapeutische Wirkungen und tragen dazu bei, dass sich ein angeschlagenes Immunsystem wieder regenerieren kann. Für die Heilanwendungen wird das Wasser aus dem Meer gepumpt und erwärmt, damit sich die Mineralstoffe in Wannenbädern optimal entfalten können.

Meerwasserprodukte wie zum Beispiel Meerwassernasenspray oder Badewannenmeersalz können Sie rezeptfrei in Apotheken oder Drogeriemärkten kaufen. Meerwassernasenspray zum Beispiel befreit die verstopfte Nase bei Schnupfen, indem es der Nase Feuchtigkeit zuführt und durch die Mineralien des Meersalzes die Nasenschleimhaut regeneriert. Auch Inhalationen mit Meersalzlösungen tragen wirkungsvoll dazu bei, die Schleimhäute der oberen Atemwege zu reinigen und entzündliche Reizungen zu mildern. Meerwasserspülungen und -inhalationen eignen sich auch sehr gut zur Prophylaxe, indem man sie einmal oder sogar mehrmals wöchentlich anwendet.

Salz-Wasser-Lösungen und spurenelementenreiches Meerwasser pflegen wirkungsvoll unsere Schleimhäute.

Sonne, Licht und Wärme

Dass Sonnenlicht nicht nur für Pflanzen, sondern auch für uns Menschen eine lebenserhaltende Kraft besitzt, ist von alters her bekannt. Licht beeinflusst sowohl unsere Psyche als auch zahlreiche Funktionen in unserem Organismus. Die meisten Menschen sind im Frühling und Sommer leistungsfähiger, fröhlicher und ausgeglichener und fühlen sich auch wohler, wenn es draußen angenehm warm ist. Spezielle lichttherapeutische Anwendungen machen sich diese Wirkungen zunutze.

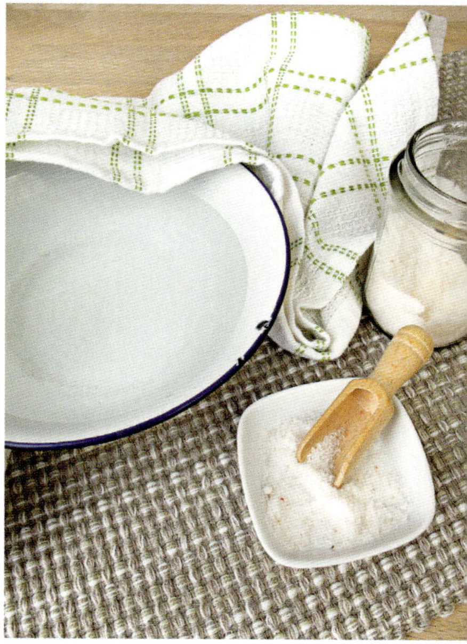

Inhalationen mit Salzwasser oder Kräuteraufgüssen wirken wohltuend und unterstützend bei vielen Beschwerden.

Licht

So wirken sich wohldosierte Sonnenbäder oder Spaziergänge an sonnigen Tagen als leichte Reizbehandlung positiv auf den ganzen Organismus aus. Lichttherapie steigert die Abwehrkräfte, regt den Stoffwechsel an und harmonisiert die Neurotransmitter, spezielle Botenstoffe, die wesentlichen Einfluss auf unser emotionales Erleben haben. So ist es auch nicht verwunderlich, dass Erkältungskrankheiten in der lichtreichen Frühlings- und Sommersaison wesentlich seltener auftreten als im Spätherbst und Winter, wenn die Tage sehr kurz und dunkel sind.

Wärme

Bei der Rotlichtbehandlung hat nicht das Licht, sondern die ausgeprägte Wärme, die von dieser Lichtquelle ausgeht, einen therapeutischen Effekt. Rotlichtanwendungen helfen unter anderem, chronische Entzündungsprozesse – zum Beispiel in den Nasennebenhöhlen – sowie Schnupfen zu mildern und die Heilung zu beschleunigen.

Massagen

Massagen zählen zu den ältesten Heilmethoden überhaupt. Die Entwicklung manueller Techniken zur Verbesserung des Befindens und Linderung von Beschwerden hat wahrscheinlich im Osten Afrikas und in Asien (Ägypten, Persien, China) ihren Ursprung genommen. Massagen gelten bekanntermaßen als bewährte Technik, um Verspannungen zu lösen und die Durchblutung im massierten Areal zu verbessern.
Bei Erkältungskrankheiten können mit einer sanften Massage die oft lästigen Gliederschmerzen gelindert werden. Bürsten- oder Wasserstrahlmassagen helfen, das Immunsystem zu stärken und den Körper besser gegen Krankheitserreger zu wappnen.

Klassische Teil- oder Ganzkörpermassage

Diese Massage kann jeder mit etwas Übung durchführen. Gönnen Sie sich dafür Zeit und achten Sie darauf, dass der Raum warm und frei von Zugluft ist. Damit Sie, Ihr Partner oder Ihr Kind die Massage genießen und sich auch wirklich entspannen können, sollten Sie Störquellen wie Telefon oder Klingel wenn möglich ausschalten.

- Wärmen Sie, bevor Sie mit der Massage beginnen, Ihre Hände, damit Ihr Partner oder Ihr Kind den Kontakt als angenehm empfindet.
- Beginnen Sie die Massage mit sanften Bewegungen Ihrer Finger und Hände. Sie können dabei leichte Kreise machen oder auf der Körperpartie längs entlang streichen.
- Geeignete Massagetechniken sind: Kneten, Reiben, Rollen und Klopfen. Verwenden Sie beim Massieren die Daumen, Fingerkuppen, Handflächen und auch die Handkanten.
- Auch Geräte wie Bürsten, Schwämme oder Rolle können Sie zu Hilfe nehmen. Ein Aromaöl unterstützt den Massageeffekt.

Entspannungsübungen

In allen großen Gesundheitslehren hatten und haben Entspannungstechniken zur Harmonisierung der körperlichen und seelischen Befindlichkeit einen großen Stellenwert. Vor allem in den östlichen Kulturen sind Übungen wie Meditation oder Yoga fester Bestandteil eines ganzheitlich ausgerichteten Gesundheitsprogramms und werden von vielen Millionen Menschen dort täglich praktiziert. Die Techniken haben zum Ziel, körperliche und seelische Anspannung, die durch Stress, Ärger, Angst, Sorgen, Überlastung und andere Faktoren ausgelöst werden, zu reduzieren und innere Ausgeglichenheit und Wohlbefinden wiederherzustellen.

Neben westlichen Übungen wie Autogenem Training oder Progressiver Muskelentspannung erfreuen sich auch bei uns asiatische Techniken wie Qi Gong oder Tai Chi zunehmender Beliebtheit. Bei diesen Übungen handelt es sich um eine Kombination aus Meditation, Atemtechnik und Gymnastik, die nach einem ganzheitlichen Prinzip wirken, und Körper, Geist und Seele gleichermaßen mit positiver Energie versorgen sollen. Eine besondere Bedeutung hat hier der Präventionseffekt, also einer Gesunderhaltung und Vorbeugung von Krankheiten. Techniken wie Autogenes Training oder Qi Gong können Sie in Gesundheitszentren oder auch an den Volkshochschulen erlernen. Dort werden regelmäßig Kurse angeboten, die nicht allzu teuer sind.

Regelmäßige Entspannungsübungen stärken von innen und beugen stressbedingter Infektanfälligkeit vor.

Atemübungen

Eine gute Atemtechnik ist für Ihre Gesundheit und Ihr Wohlbefinden von großer Bedeutung. Sie verhilft zu innerer Ruhe und Ausgeglichenheit und kann Ängste und Anspannungen lösen. Außerdem regt sie die Durchblutung der Organe an, aktiviert Stoffwechsel und Immunsystem und versorgt den Körper optimal mit lebenswichtigem Sauerstoff.

Übung zur Brustkorbdehnung

Lassen Sie die Arme locker gestreckt neben dem Körper hängen. Atmen Sie nun langsam und tief ein, führen Sie dabei die Arme seitlich nach oben, bis sie die Form eines Ypsilons erreicht haben. Atmen Sie nun ganz langsam und gleichmäßig aus und lassen Sie dabei die Arme wieder in die ursprüngliche Position sinken.

Übung zur tiefen Brustatmung

Verschränken Sie die Hände auf Nabelhöhe; die Handflächen zeigen dabei nach oben. Während des Einatmens heben Sie nun die Hände bis auf Brusthöhe.
Jetzt drehen Sie die Handflächen nach unten und atmen dabei bewusst langsam aus. Die Hände wandern wieder in die Ausgangsposition zurück.

Zur Vorbeugung oder wenn das Atmen im Krankheitsfall schwer fällt, helfen bewusste Übungen.

Übung zur tiefen Bauchatmung

Legen Sie sich entspannt auf den Boden und drei Bücher unterhalb des Nabels auf den Bauch. Atmen Sie tief und ruhig. Spüren Sie, wie der Atem in den Bauch fließt und die Bücher hebt.
Nehmen Sie jetzt ein Buch nach dem anderen weg. Der Bauch fühlt sich immer leichter an, der Atem fließt freier.

Energieatmung

Im aufrechten Sitz heben Sie einatmend die Arme gestreckt über den Kopf, die Handflächen sind nach vorne gerichtet.
Ausatmend lassen Sie Arme, Kopf und Oberkörper nach unten in Richtung Boden fallen, indem Sie kräftig über Nase und Mund mit einem »Ha«-Ton aus dem Bauch heraus ausatmen.
Alles mehrmals wiederholen.

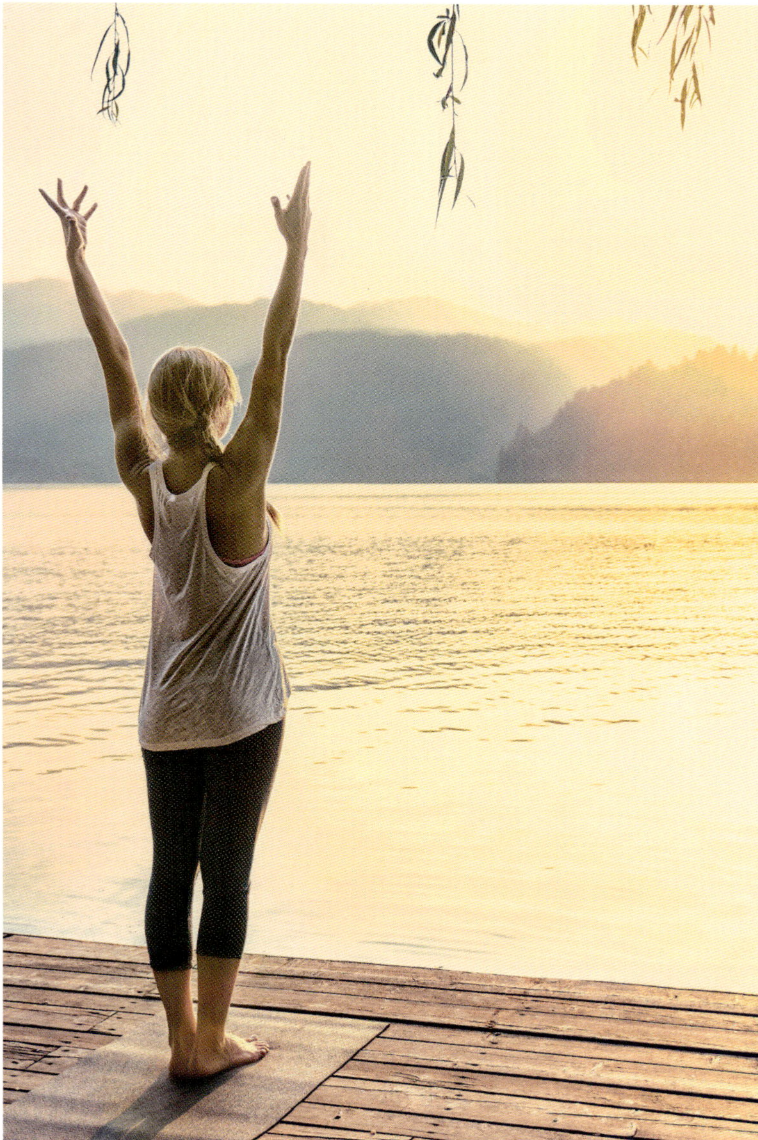

Brustöffnende Bewegungen unterstützen eine tiefe Atmung und regen die Durchblutung an.

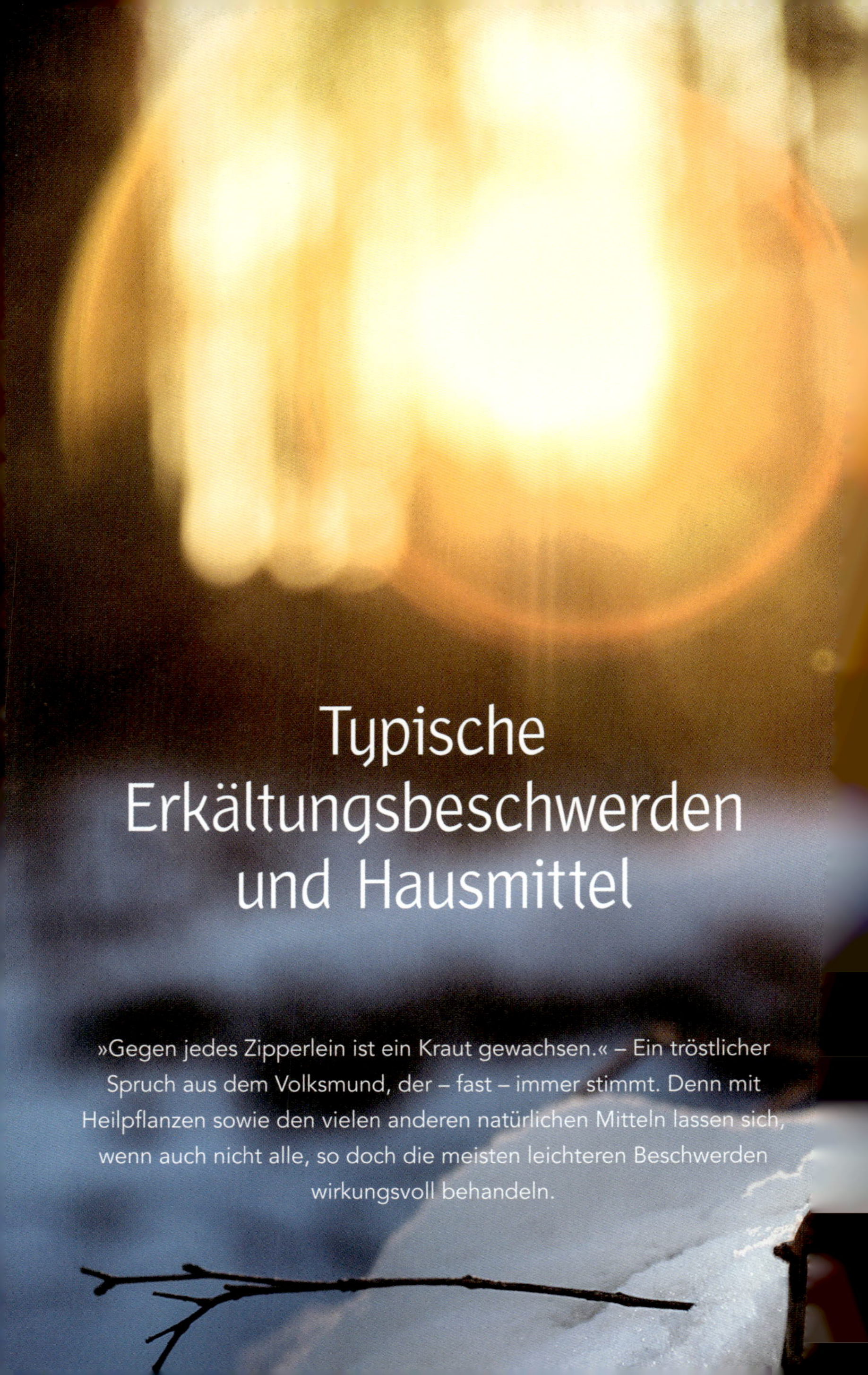

Typische Erkältungsbeschwerden und Hausmittel

»Gegen jedes Zipperlein ist ein Kraut gewachsen.« – Ein tröstlicher Spruch aus dem Volksmund, der – fast – immer stimmt. Denn mit Heilpflanzen sowie den vielen anderen natürlichen Mitteln lassen sich, wenn auch nicht alle, so doch die meisten leichteren Beschwerden wirkungsvoll behandeln.

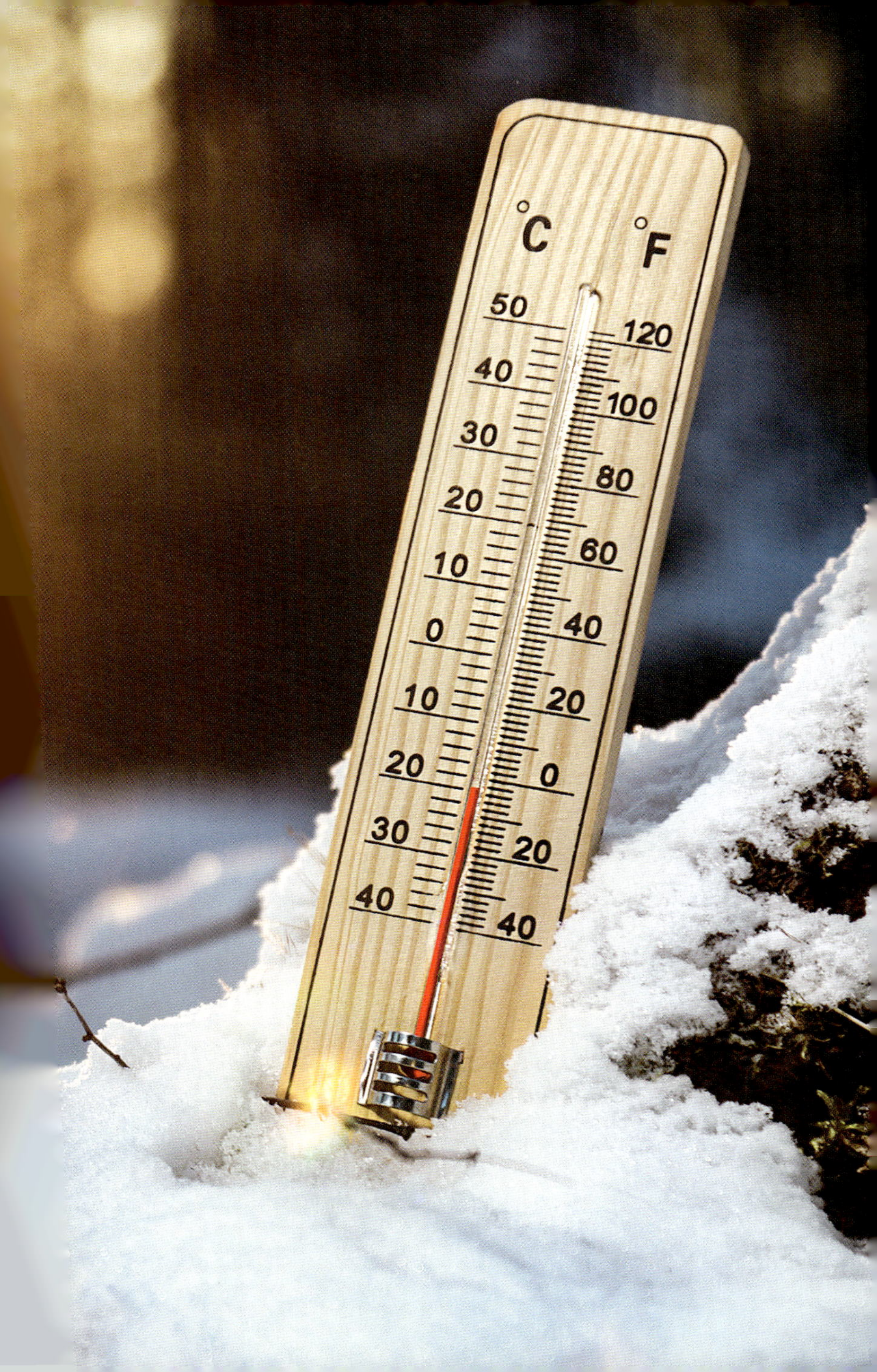
°C
°F
50
40
30
20
10
0
10
20
30
40
120
100
80
60
40
20
0
20
40

Immunsystem

Erkältungen werden immer durch Erreger, zumeist Viren ausgelöst, die unser Immunsystem überwinden. Die Stärkung der Körperabwehr dient daher nicht nur der Vorbeugung, sondern ist von großer Bedeutung, um bei einer nahenden Infektionskrankheit gut gerüstet zu sein.

Infektanfälligkeit

Von Infektanfälligkeit spricht man, wenn jemand besonders häufig Infekte wie Erkältungen, Bronchial- oder Blasenkatharre, Ohren- oder Nasennebenhöhlenentzündungen erleidet. Das Immunsystem ist dann zu schwach, um die Krankheitserreger in Schach halten zu können.

Einer Abwehrschwäche und erhöhten Infektanfälligkeit können verschiedene Ursachen zugrunde liegen. Am häufigsten wird sie durch eine unausgewogene Ernährung sowie mangelnde Bewegung verursacht. Aber auch seelische Belastungssituationen wie erhöhte Anforderungen in Schule und Beruf, Geldsorgen, familiäre Konflikte und Partnerschaftsprobleme können das Immunsystem schwächen. Immunologische Erkrankungen wie etwa ein Mangel bestimmter Immuneiweiße sind dagegen sehr selten.

Bei einer Abwehrschwäche treten gehäuft Infekte wie eine Erkältung, Bronchitis, Mandel- oder Mittelohrentzündung auf. Die Entzündungen dauern oft ausgesprochen lang, heilen nicht richtig aus oder kehren häufig wieder. Auch Blässe, Müdigkeit, Konzentrationsprobleme sowie Kopf- und Gliederschmerzen sind nicht selten Begleiterscheinungen.

Nur ein starkes Immunsystem kann Erreger abwehren und bekämpfen.

Was Sie tun können

Immunstärkende Präparate

Bewährt sind Präparate mit Echinacin, dem Wirkstoff des Purpurnen Sonnenhuts. Auch spezielle Vitaminpräparate, allen voran solche mit Vitamin C, Vitamin E und Betacarotin, einer Vorstufe des Vitamin A, helfen die Abwehr zu stärken.

Spurenelemente sind ebenfalls für die Immunabwehr von großer Bedeutung. Insbesondere Selen und Zink spielen im Immunsystem eine wichtige Rolle und sind zum Beispiel an der Bildung von Antikörpern beteiligt.

Bei chronisch schwelenden Entzündungen im Körper bewähren sich Enzympräparate, um entzündungsbedingte Stoffwechselprodukte schneller abzubauen und den Heilprozess zu beschleunigen.

Zutaten

2–3 Zitronen
etwas Honig

❁ Zitronensaftkur

Pressen Sie für eine Tagesportion die Zitronen aus und trinken Sie den Saft mit etwas Honig vermischt. Sie können den Zitronensaft auch mit Holunderbeeren- und Orangensaft mischen.
Führen Sie diese wohltuende Trinkkur über mindestens 3–4 Wochen fort.

Die Darmflora stärken

Bei Infektanfälligkeit und besonders nach einer Reihe von Erkrankungen eventuell mit Antibiotikaeinsatz sollte die Darmflora wieder aufgebaut werden, da sie als ortsständiges Immunsystem eine große Bedeutung für den gesamten Körper hat.
Täglich 1–2 Portionen (125–250 g) eines hochwertigen Joghurts mit lebenden Spezialkulturen aus Laktobazillen (Milchsäurebakterien) oder Kapseln mit Laktobazillen (Acidophilus, Bifidus und Coli-Keime) einnehmen.

Kombuchakur

Das Teegetränk wirkt reinigend und stärkt die körperlichen Abwehrkräfte.
Trinken Sie jeden Tag 1 Glas Kombucha.

Schwarzkümmelöl

Das Öl enthält wertvolle Fettsäuren, welche die Bildung wichtiger Immunstoffe unterstützen. Schwarzkümmelölpräparate gibt es in der Apotheke.

Zutaten

2–3 Scheiben
frischer Ingwer

❁ Ingwertee

In der asiatischen Heilkunst ist Ingwer, zum Beispiel als Teezubereitung, sehr bewährt, um den Stoffwechsel an-

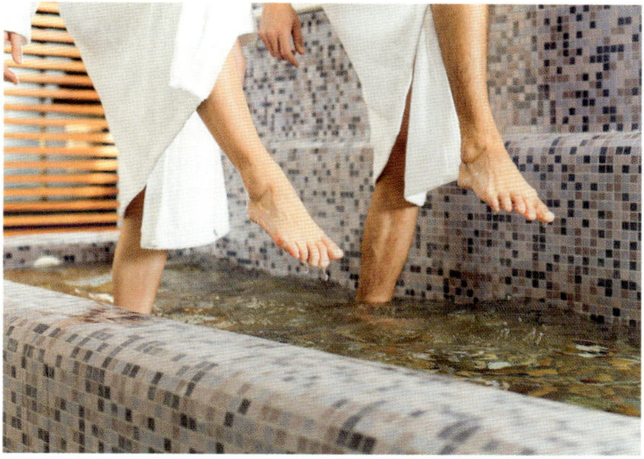

Wassertreten regt die Durchblutung an und unterstützt so unsere Widerstandskraft.

zukurbeln und Entzündungsstoffe besser auszuscheiden. Überbrühen Sie die frische Ingwerwurzel mit 250 Millilitern kochendem Wasser und lassen Sie den Tee 10 Minuten ziehen. Dann abseihen.
Mehrmals täglich 1 Tasse trinken.

Wassertreten

Diese Anwendung hilft, das Immunsystem zu aktivieren und den Kreislauf in Schwung zu bringen. Der Körper wird gegen Infekte gewappnet. Durch den »Storchengang« im kalten Wasser wird die Durchblutung in den Gefäßbahnen angekurbelt, es gelangen mehr Nährstoffe und Sauerstoff zu den Organen.
Füllen Sie eine Wanne oder ein kleines Bassin mit so viel Wasser, dass es ungefähr Wadenhöhe erreicht. Die Wassertemperatur soll zwischen 12 °C und 18 °C betragen.
Nun im Storchenschritt im Bassin auf und ab marschieren. Bei jedem Schritt muss ein Bein vollständig aus dem Wasser gehoben werden.
30–60 Sekunden lang durchführen.
Anschließend die Beine nur leicht trockentupfen, dicke, warme Socken anziehen und einige Minuten lang auf und ab gehen.

Utensilien

Badewanne oder kleines Bassin

Immunbooster

Auch ein gesundes Immunsystem kann in der Hochsaison von grippalen Infekten – also besonders im Herbst und Winter – an seine Grenzen stoßen. Dann gilt es, wirkungsvolle Abwehrhelfer gezielt und verstärkt einzusetzen, sozusagen als Immunbooster.

Was Sie tun können

Zutaten

2–3 EL frischer Zwiebelsaft
Saft von 1 Zitrone
Saft von 2 Orangen
50 ml Maulbeersaft

❃ Ayurvedischer Zwiebel-Maulbeer-Drink

In Indien setzt man auf die Heilkraft der Zwiebel, um Erkältungsviren den Garaus zu machen. Schon *Hippokrates* und *Hildegard von Bingen* empfahlen den vitaminreichen Maulbeersaft als vorbeugendes Mittel gegen viele Leiden. Maulbeersaft erhalten Sie in Bio-Qualität in Naturkostläden, Reformhäusern oder Apotheken.
Mischen Sie den Zwiebelsaft mit dem Saft der Zitrusfrüchte sowie dem Maulbeersaft.

Granatapfelkur

Granatapfel verfügt über Inhaltsstoffe, die eine gute Heilwirkung erzielen und vor allem das Immunsystem stärken können. Er ist reich an Kalzium, Kalium, Eisen und Vitamin C. Außerdem enthält er zwei bioaktive Stoffe, Polyphenole und Flavonoide, die für das Abwehrsystem von großer Bedeutung sind. Granatapfelsaft erhalten Sie in Bio-Qualität in Naturkostläden, Reformhäusern oder Apotheken.
Sie können eine Trinkkur von 2–3 Gläsern täglich über 4 Wochen durchführen – auch gemischt mit anderen Säften wie Orangen-, Zitronen- oder Apfelsaft.

Powernahrung fürs Immunsystem

Schlemmen Sie Ihre Körperabwehr stark. Hier die besten Lebensmittel, die Ihre Schutztruppen auf Trab bringen:

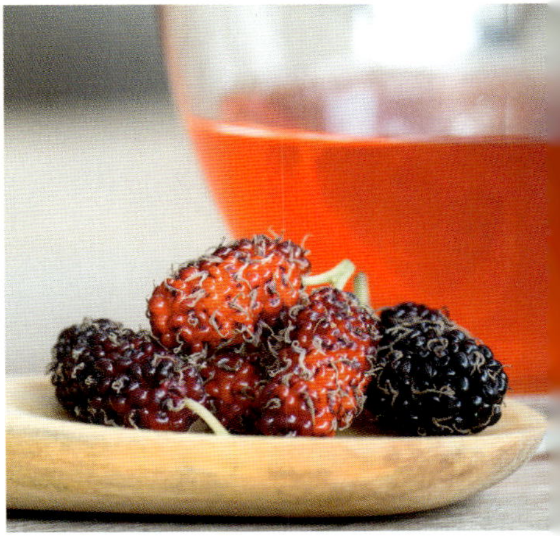

Die Vitamin-C-reichen Maulbeeren schmecken köstlich und schützen außerdem vor Entzündungen.

- Kiwis, Zitrusfrüchte, Äpfel, Paprika, Kartoffeln, Grünkohl, Sauerkraut, Brokkoli: Das sind die Megalieferanten des Immunstärkers Vitamin C.
- Zwiebel und Knoblauch enthalten zahlreiche Substanzen, die eine ähnliche Wirkung wie Antibiotika haben. Und die machen unangenehmen Eindringlingen, wie Bakterien, Viren oder Pilzen, garantiert den Garaus!
- Sushi, Austern und Muscheln stecken voll von Zink und enthalten auch reichlich Selen. Diese Spurenelemente sind die Waffen des Immunsystems: Erst mit ihnen können Ihre Abwehrtruppen optimal kämpfen.
- Papayas, Ananas und Feigen sind reich an pflanzlichen Enzymen. Diese Moleküle beschleunigen Stoffwechselprozesse im Körper und helfen dem Immunsystem, Entzündungen schneller zum Abheilen zu bringen.
- Probiotischer Joghurt enthält lebende Laktobazillen, nützliche Bakterien, die Ihre Darmflora stärken und so die Immunabwehr im Verdauungstrakt stabilisieren.
- Banane, Tomate und Paprika kurbeln die Produktion von Serotonin an, dem Botenstoff im Gehirn, der fröhlich stimmt und negativen Stress vom Immunsystem fernhält.
- Makrele, Lachs und Hering sind reich an Omega-3-Fettsäuren. Diese wertvollen Fettsäuren schützen vor Entzündungsprozessen und fördern die Durchblutung im gesamten Organismus, indem sie Kalkablagerungen in den Gefäßen vorbeugen und das Blut besser zum Fließen bringen.

Gesunde Ernährung ist die beste Kraftquelle für das Immunsystem.

Den Lymphfluss anregen

Das Lymphsystem ist eine der wichtigsten Funktionseinheiten der Körperabwehr. Es besteht zum einen aus Lymphknoten, in denen Bakterien, Viren, aber auch Gifte und andere Schadstoffe herausgefiltert sowie wichtige Abwehrzellen (Lymphozyten) produziert werden; zum anderen aus Lymphbahnen, die alle Lymphknoten miteinander verbinden, den ganzen Körper durchziehen und überall belastende Stoffe »aufsammeln«, um sie aus dem Organismus zu schleusen.

Massagen und Heilkräuter stimulieren den Lymphfluss und unterstützen das Immunsystem.

Damit unsere Abwehr stark bleibt, darf der Lymphfluss nicht ins Stocken geraten. Hier helfen spezielle Massage- und Akupressurtechniken, den Lymphstrom zu fördern und eventuelle Blockaden aufzulösen. Am besten ist es natürlich, wenn Sie eine professionelle Lymphdrainage, etwa bei einer ausgebildeten Physiotherapeutin durchführen lassen.

Sie können aber auch selbst sanfte Massagetechniken anwenden, z. B. Trockenbürsten oder Wassermassage mit einem speziellen Massage-Duschkopf. Einen verstärkenden Effekt erzielen Sie, wenn Sie zusätzlich Heilkräutertees mit entschlackenden und reinigenden Heilpflanzen trinken, beispielsweise Brennnessel, Birke, Schachtelhalm oder Pfefferminze. Ebenfalls gut: homöopathische Arzneimittel, die das Lymphsystem aktivieren (z. B. Lymphomyosyt-Heel)

Wann Sie zum Arzt sollten

Kommt es trotz der Anwendung von Haus- und Naturheilmitteln immer wieder zu Infekten oder dauern diese ungewöhnlich lange, sollten Sie sich von Ihrem Arzt gründlich untersuchen lassen. Vor allem muss der Arzt chronische Leiden wie beispielsweise Autoimmunkrankheiten ausschließen, die immer wieder zu einer Schwächung der Körperabwehr führen.

Fieber

Eine Körpertemperatur bis 38,5 °C gilt als mäßiges, Temperaturen darüber als hohes Fieber. Oft haben die Erkrankten ein rotes Gesicht und eine heiße Stirn. Sie frieren und schwitzen im Wechsel, bei raschem Fieberanstieg kann es zu Schüttelfrost kommen.

Selbst die beste Vorbeugung kann nicht verhindern, dass Viren unsere Abwehr durchbrechen und wir uns erkälten. Fieber ist eine Abwehrreaktion des Körpers, zumeist auf Krankheitserreger wie Viren oder Bakterien, die auf das Immunsystem treffen. Die Körperabwehr versucht diese Krankheitserreger zu bekämpfen und unschädlich zu machen. Diese Abwehrreaktion geht meist mit einer Erhöhung der Körpertemperatur einher.

Fieber ist damit zunächst ein Zeichen dafür, dass das Immunsystem richtig arbeitet und all seine Abwehrtruppen aktiviert. Deshalb sollte man Fieber auch gar nicht mit Medikamenten unterdrücken, sondern nur die Beschwerden sanft lindern. Im Folgenden finden Sie einige bewährte Hausmittel, die das Immunsystem bei der Arbeit unterstützen und es leichter machen, den fieberhaften Infekt durchzustehen.

Fieber signalisiert in erster Linie, dass unser Immunsystem an der Arbeit ist.

Was Sie tun können

Fiebertee mit Lindenblüten

Pur oder auch in einer Mischung hilft Lindenblütentee, das Fieber zu senken.

Mischen Sie die getrockneten Kräuter zu gleichen Teilen in einer Dose.

2 Teelöffel der Mischung mit 1 Tasse (250 ml) kochendem Wasser überbrühen. Einige Minuten ziehen lassen, abseihen. Vor dem Trinken etwas abkühlen lassen.

Trinken Sie mehrmals täglich 1 Tasse.

Zutaten

je 1 Teil Thymiankraut, Kamillen- und Lindenblüten

Zutaten

je ½ TL Ingwer-, Kreuzkümmel- und Korianderpulver

Asiatischer Gewürzsud

Kochen Sie die Gewürze in 250 ml Wasser ohne Deckel, bis sich die Flüssigkeit auf ein Viertel der Menge reduziert hat.

Möglichst heiß in kleinen Schlucken trinken. Das wirkt schweißtreibend, entgiftend und fiebersenkend.

Zutaten

2 kg frische Holunderbeeren
3 EL Zucker
Saft von 1 Zitrone

Heißer Holundersaft

Dieses Heilgetränk hat sich bei fieberhaften Infekten sehr bewährt. Sie können Holundersaft als Fertigpräparat in der Apotheke oder im Reformhaus kaufen oder auch selbst herstellen:

Waschen Sie dazu die frischen Holunderbeeren, geben Sie die Beeren in einen Topf und begießen Sie sie mit so viel Wasser, dass sie völlig bedeckt sind. Zum Kochen bringen und circa 10 Minuten weiter köcheln lassen.

Pressen Sie die Holunderbeerenmischung zum Abseihen durch ein Sieb, welches Sie mit einem frisch ohne Weichspüler gewaschenen, alten Geschirrtuch ausgelegt haben. Den Holundersud mit Zucker und Zitronensaft erneut aufkochen. Füllen Sie den noch heißen Saft in frisch sterilisierte Flaschen ab und verschließen Sie diese sofort. Nach dem Abkühlen dunkel und kühl aufbewahren, am besten im Keller. Hält circa 12 Monate.

Bei einer Erkältung können Sie den Saft erhitzen und 2–3 × täglich jeweils 1 Tasse davon trinken. Sie können den Saft auch mit Tee zu mischen.

Utensilien

2 Waschlappen / kleine Tücher
kaltes Wasser
trockene Tücher

Wadenwickel

Diese Kneipp'sche Technik ist der Klassiker in der natürlichen Behandlung von Fieber und als Hausmittel sehr bewährt. Tauchen Sie dazu 2 Waschlappen oder Baumwolltücher in kaltes Wasser ein, wringen Sie diese gut aus und legen Sie sie auf die Waden. Mit trockenen Tüchern umwickeln. Diese Prozedur können Sie mehrmals wiederholen.

Essigstrümpfe

Mischen Sie Apfelessig und Wasser. Ein Paar Baumwollkniestrümpfe hinein tauchen, auswringen und bis über die Waden anziehen. Darüber ein Paar trockene Handtücher wickeln und etwa 1 Stunde wirken lassen.

Utensilien

1 Teil Apfelessig
5 Teile kaltes Wasser
Baumwollkniestrümpfe
Handtücher

Wann Sie zum Arzt sollten

Klettert das Fieber über 39,5 °C und zeigen sich Benommenheit, Apathie oder womöglich Atemnot, müssen Sie zum Arzt! Es könnte eventuell eine bakterielle Infektion dahinter stecken, die einer antibiotischen Behandlung bedarf. Auch ständiges oder wellenartig auftretendes Fieber sollten Sie unbedingt ärztlich abklären lassen. Eine chronische Infektion, eine Tropenkrankheit oder auch Krebs können die Ursache sein.

Wie Sie vorbeugen können

- Die beste Vorbeugung vor Erkältung und anderen fieberhaften Infekten ist ein starkes Immunsystem. Ernähren Sie sich mit frischem Obst und Gemüse, das Vitamin C enthält, bewegen Sie sich viel an frischer Luft und gönnen Sie sich regelmäßig Entspannung.
- Präparate mit Sonnenhut *(Echinacea)* können – vorbeugend eingenommen – Infekte bis zu einem gewissen Grad verhüten. Entsprechende Mittel bekommen Sie in der Apotheke.
- Kneipp'sche Anwendungen wie tägliche Wechselduschen, Arm- und Beingüsse sowie abwechselnde kalte und heiße Fußbäder sind hervorragende Maßnahmen, um das Immunsystem zu trainieren. Studien haben ergeben, dass sich bei regelmäßigen hydrotherapeutischen Anwendungen die Killerzellen des Immunsystems vermehren und so viralen oder bakteriellen Angreifern besonders effizient zu Leibe rücken können.

Fieberbläschen

Im Verlauf eines grippalen Infektes kann es bei anfälligen Menschen zu Fieberbläschen kommen. Dabei handelt es sich um einen bläschenartigen Ausschlag im Lippenbereich. Vom Ausbruch der viralen Infektion bis zur vollständigen Abheilung dauert es circa 14 Tage.

In der medizinischen Fachsprache werden Lippenbläschen *Herpes labialis* genannt. Ausgelöst werden sie durch das Herpes-simplex-Virus, das die meisten Menschen in sich tragen. Es wird jedoch nur unter bestimmten Umständen aktiv. Vor allem bei geschwächtem Immunsystem und häufigeren Infekten kann ein *Herpes labialis* zum Ausbruch kommen.

Er zeigt sich zunächst mit flüssigkeitsgefüllten Bläschen. Häufig besteht ein Spannungsgefühl, später kommen Brennen und Juckreiz hinzu. Im weiteren Verlauf kommt es zur Eiterbildung und Verkrustung. In manchen Fällten tritt leichtes Fieber auf. Das Allgemeinbefinden ist etwas geschwächt.

Was Sie tun können

Melissentinktur

Zutaten

10 g frische Melissenblätter
100 ml Alkohol (70 %)
kleine Glasflasche mit Korken

Melisse wirkt entzündungshemmend und beruhigend.

Zur Herstellung einer Tinktur mischen Sie die zerkleinerten Melissenblätter mit dem Alkohol in einer Flasche und verschließen sie dann.

Stellen Sie das Gemisch an einen hellen, warmen Platz ohne Sonneneinstrahlung und schütteln Sie es mehrmals täglich. Nach 10 Tagen durch ein feines Tuch abseihen. Kühl und dunkel gelagert bis zu 12 Monaten haltbar.

Bei Bedarf mehrmals täglich auf die betroffenen Stellen tupfen.

Kräuterkompresse

Utensilien

je 1–2 TL Kamillenblüten, Thymiankraut und Weidenrinde
Kompresse

Überbrühen Sie alle Pflanzenteile mit 250 Millilitern kochendem Wasser. 15 Minuten ziehen lassen, dann abseihen und abkühlen lassen.
Eine Kompresse tränken und auf die betroffenen Stellen legen. Bei Bedarf mehrmals täglich anwenden.

Stoffwechseltee

Zutaten

40 g Stiefmütterchenkraut
20 g Birkenblätter
15 g Brennnesselblätter

Pflanzen wie wildes Stiefmütterchen, Schachtelhalm, Birken- und Brennnesselblätter kurbeln den Stoffwechsel und die Nierentätigkeit an und sorgen so dafür, dass schädliche Stoffe, die in der Auseinandersetzung mit den Viren entstanden sind, schneller wieder aus dem Organismus geschleust werden.
Mischen Sie alle Zutaten in einer Dose. Für 1 Tasse 2 Teelöffel der Mischung mit 250 Millilitern kochendem Wasser überbrühen. 5 Minuten ziehen lassen, dann abseihen. Täglich 1 Tasse trinken.

Wann Sie zum Arzt sollten

Nur sehr selten, bei extremer Abwehrschwäche, kann sich die Infektion über das ganze Gesicht ausbreiten und damit auch die Augen gefährden. Bei plötzlichem Fieber und einem bläschenartigen Hautausschlag im Gesicht oder am Körper sollte ein Arzt aufgesucht werden.

Wie Sie vorbeugen können

- Stärken Sie Ihre Immunabwehr durch sportliche Betätigung an frischer Luft.
- Ernähren Sie sich auf vollwertiger Basis mit reichlich frischem Obst und Gemüse.
- Achten Sie auf ausreichend Schlaf und Erholungspausen am Tag.
- Küssen Sie niemanden bei akutem Lippenherpes wegen der Ansteckungsgefahr.
- Waschen Sie sich die Hände, wenn Sie mit einer Person, die akuten Lippenherpes hat, in Berührung waren.

Hals und Ohren

Ein unangenehmes Kratzen im Hals ist häufig eines der ersten Symptome einer Erkältung. Über die Verbindung zwischen Rachenraum und Mittelohr kann die Infektion auch in Richtung Ohr wandern und zu einem sogenannten Tubenkatarrh führen – einer Entzündung der Ohrtrompete.

Halsschmerzen

Die Rachenschleimhaut ist gerötet, der Betroffene spürt ein Kratzen und Brennen im Hals. Außerdem treten oft Probleme beim Schlucken auf und die Stimme klingt heiser. Halsschmerzen sind fast immer die ersten Zeichen eines grippalen Infekts.

Ursache ist eine Entzündung der Rachenschleimhaut, die durch Erkältungsviren hervorgerufen wird. Die unsichtbaren Erreger werden durch winzige Speicheltröpfchen beim Husten, Sprechen oder Niesen von Mensch zu Mensch übertragen.

Was Sie tun können

Quarkwickel

Bestreichen Sie ein feuchtes Leintuch fingerdick mit kaltem Quark. Dieses auf den Hals legen und mit einem Woll- oder Handtuch umwickeln.
Einige Stunden einwirken lassen, idealerweise über Nacht.

Utensilien

ca. 250 g kalter Quark
feuchtes Leintuch
Handtücher

Salbei- oder Kamillentee

Beide Heilkräuter lindern auf sanfte Weise die entzündliche Reizung und die Schmerzen im Hals.
Überbrühen Sie 2 Teelöffel Salbeiblätter oder Kamillenblüten mit 250 Millilitern kochendem Wasser. Etwa 8–10 Minuten ziehen lassen, dann abseihen.
Trinken Sie täglich 3–4 Tassen, solange Sie Halsschmerzen haben.

Zutaten

2 TL Salbeiblätter/Kamillenblüten

Heiße Zitrone

Mischen Sie den ausgepressten Saft einer ganzen Zitrone mit 250 Millilitern circa 70 °C warmem Wasser. Auf circa 55 °C abkühlen lassen, erst dann nach Bedarf mit etwas Honig süßen. Zu große Hitze zerstört die Inhaltsstoffe der Zitrone und des Honigs. In kleinen Schlucken trinken.

Zutaten

Saft von 1 Zitrone
etwas Honig

Utensilien

2–3 EL Heilerde
etwas Wasser
Baumwolltuch

Lehm-Halswickel

Rühren Sie die Heilerde mit etwas Wasser zu einem Brei. Verteilen Sie diesen auf einem Baumwolltuch, legen Sie dieses auf den Hals – die Heilerde soll direkt die Haut berühren – und umwickeln Sie es mit einem Schal. Nach einigen Stunden, wenn die Heilerde trocken ist, wieder abnehmen.

Utensilien

1 große Zwiebel
Mullbinde

Zwiebel-Halswickel

Die Zwiebel enthält zahlreiche Wirkstoffe, die entzündungshemmend wirken und die Schmerzen mildern.
Schälen und zerkleinern Sie eine große Zwiebel, erwärmen Sie sie ohne Fett in der Pfanne und wickeln Sie die Zwiebelstücke in eine Mullbinde, sodass ein flaches, breites Päckchen entsteht.
Legen Sie dieses auf den Hals und wickeln Sie einen Schal darüber. Mindestens 20 Minuten wirken lassen.

Zutaten

1 gestr. TL Kochsalz

Salzwasser zum Gurgeln

Lösen Sie das Kochsalz in einem Glas mit circa 100 Millilitern warmem Wasser auf.
Morgens und abends, bei Bedarf auch während des Tages gurgeln, aber nicht schlucken.

Zutaten

2 Prisen
Kurkumapulver
2 Prisen Salz

Kurkuma-Gurgellösung

Die Ayurvedaheilkunde empfiehlt gegen Mandelentzündung Kurkuma und Salz in einem Glas warmem Wasser aufzulösen.
Gurgeln Sie mehrmals täglich mit dieser entzündungshemmenden Flüssigkeit.

Salbeibonbons

Lutschen Sie 2–3 × täglich ein Salbeibonbon. Diese gibt es in Drogeriemärkten oder in der Apotheke zu kaufen und sie lindern Halsschmerzen auf ganz natürliche Weise.

Wann Sie zum Arzt sollten

Wenn die Halsschmerzen länger als zwei Tage anhalten, hohes Fieber dazukommt und sich Eiterstippchen – weißliche Beläge – auf den Mandeln bilden, sollten Sie einen Arzt aufsuchen. Auch bei starken Schluckbeschwerden bis hin zu Atemproblemen und einem Fremdkörpergefühl (Kloß) im Hals ist der Arztbesuch angeraten. Bei solchen Symptomen besteht nämlich Verdacht auf eine eitrige Mandelentzündung (→ S. 56), die einer Behandlung mit Antibiotika bedarf.

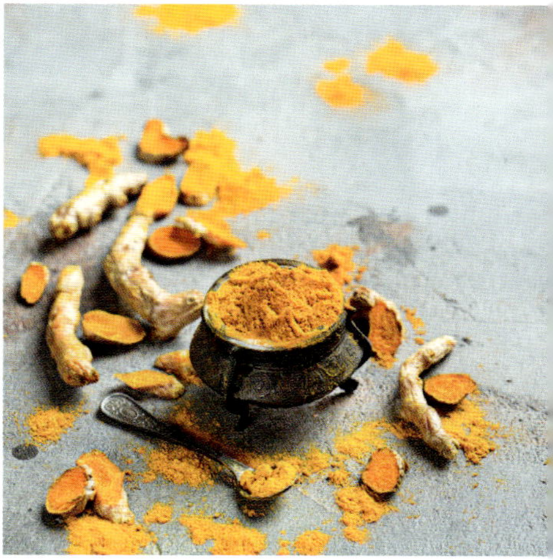

Das Curcumin der Gelbwurz wirkt stark entzündungshemmend und schmerzlindernd.

Wie Sie vorbeugen können

- Stärken Sie Ihre Abwehrkräfte durch regelmäßige Bewegung an frischer Luft und gesunde Kost.
- Überprüfen Sie die Luftfeuchtigkeit in Ihren Wohn- und Arbeitsräumen. Sie sollte über 50 Prozent liegen, weil sonst die Schleimhäute austrocknen. Ein Luftbefeuchter, ein Zimmerspringbrunnen oder ein Gefäß mit Wasser, das am Heizkörper befestigt wird, erhöhen die Luftfeuchtigkeit.
- Hören Sie mit dem Rauchen auf. Nikotin verringert die Durchblutung und die Abwehrkräfte in den Schleimhäuten und macht anfällig für Infekte.
- Atmen Sie möglichst immer durch die Nase ein. So wird die Atemluft bereits angewärmt und Fremdstoffe sowie Krankheitserreger werden abgefangen, schon bevor sie in den Rachenraum gelangen.

Mandel- und Rachenentzündung

Eine sogenannte Angina, also eine Entzündung der Rachenmandeln, ist vor allem bei Kindern sehr häufig. Die Angina kann sowohl durch Viren als auch durch Bakterien ausgelöst werden.

Eine bakterielle Mandelentzündung wird auch als eitrige Angina bezeichnet. Sie wird meist durch sogenannte Streptokokken ausgelöst, die auch Verursacher des Scharlach sind.

So zeigen sich die Beschwerden: Betroffene Kinder klagen über Hals- oder Kopfweh, Ohren-, ja sogar Bauchschmerzen. Häufig begleitet hohes Fieber – bis zu 40 oder sogar 41 °C – die Infektion. Die Mandeln sind gerötet, geschwollen und zeigen meist stippchenartige weißliche Beläge. Zumeist sind die Halslymphknoten ebenfalls geschwollen. Bei Erwachsenen können Mandel- oder Rachenentzündungen oft unspezifischer verlaufen.

Was Sie tun können

Zutaten

2 TL Salbei-/ Brombeerblätter

❃ Gurgeltee

Verschiedene Heilpflanzen eignen sich gut als Gurgellösung, um die Entzündung zu mildern und die Schmerzen zu verringern. Hilfe bieten vor allem Salbeiblätter und Brombeerblätter.

So bereiten Sie die verschiedenen Gurgeltees zu:

- *Mit Salbei:* Brühen Sie die Salbeiblätter mit 250 Millilitern kochendem Wasser auf. Nach 10 Minuten abseihen.
- *Mit Brombeerblättern:* Setzen sie die Brombeerblätter mit 250 Milliliter kaltem Wasser in einem Topf an. Aufkochen, 10 Minuten ziehen lassen, dann abseihen.

In der akuten Phase einer Mandelentzündung lehnen die meisten Kinder Wärme ab, Kühles tut dagegen gut. Verabreichen Sie die Gurgellösungen je nach Bedürfnis also entweder kühl oder warm. Sie oder Ihr Kind können diese Tees mehrmals täglich anwenden.

Pfefferminztee

Zutaten

2 TL Pfefferminzblätter

In China verabreicht man zur Behandlung von Mandelentzündung auch gerne Minzetee zum Gurgeln und Trinken. Pfefferminzblätter mit 250 Millilitern kochendem Wasser aufbrühen. 5 Minuten ziehen lassen, dann abseihen. Mehrmals täglich kalt oder warm (siehe oben) gurgeln oder trinken.

Süßholzwurzelsud

Zutaten

1 TL Süßholzwurzel
1 TL Kamillenblüten / Salbeiblätter

Ein altes chinesisches Hausmittel gegen Halsschmerzen. Die Süßholzwurzel mit anderen Heilkräutern, z. B. Kamille und Salbei mischen, mit 250 Millilitern kochendem Wasser überbrühen und 10–15 Minuten ziehen lassen. Dann abseihen und möglichst warm trinken.
Sie oder Ihr Kind können mehrmals täglich, maximal aber 4 ×, je 1 Tasse davon trinken.

Wann Sie zum Arzt sollten

Bei Verdacht auf eine eitrige Angina sollten Sie in jedem Fall den Hausarzt/Kinderarzt konsultieren. Er muss Sie oder Ihr Kind untersuchen und entscheiden, ob eine Behandlung mit Antibiotika angezeigt ist.

Wie Sie vorbeugen können

Alles was Ihrer Abwehrstärkung oder der Ihres Kindes dient, hilft auch Entzündungen wie eine eitrige Angina vorzubeugen. Neben einer ausgewogenen Ernährung, viel Bewegung und ausreichend Schlaf haben sich *Echinacea*-Präparate zur Immunstärkung bewährt. Sie können diese Mittel auch in kindgerechter Dosierung rezeptfrei in der Apotheke erhalten.

Heiserkeit und Kehlkopfentzündung

Eine Kehlkopfentzündung entsteht durch eine Entzündung der Kehlkopfschleimhaut, die zumeist durch Viren ausgelöst wird. Typische Symptome einer Laryngitis – so die Fachbezeichnung – sind Heiserkeit und Husten.

Eine Kehlkopfentzündung entwickelt sich öfter im Verlauf von Virusentzündungen, zum Beispiel Erkältungen. Auch Reizstoffe wie Zigarettenrauch oder Schadstoffe in der Atemluft können sie begünstigen. Neben Heiserkeit und Husten verspüren viele Betroffene auch ein Kratzen im Hals und ein Fremdkörpergefühl.

Was Sie tun können

Salzwasserinhalation

Utensilien

2 EL Kochsalz
große Schüssel
Handtuch

Führen Sie regelmäßig Salzwasserinhalationen durch, das reinigt und regeneriert die Schleimhäute von Rachen und Kehlkopf.
Sie können dazu 2 Esslöffel Salz in einer Schüssel mit 500 Millilitern kochend heißem Wasser auflösen, Ihren Kopf mit einem Handtuch bedecken und den Salzwasserdampf einatmen.

Apfelessigkur

Zutaten

2 EL Apfelessig

Apfelessig hat natürliche antimikrobielle Eigenschaften und hilft so, Entzündungen der Schleimhaut zu lindern.
Geben Sie den Apfelessig in ein Glas Wasser und trinken Sie sehr langsam und in kleinen Schlucken, um den Spüleffekt zu verstärken.
Dieses altbewährte Hausmittel können Sie bereits zur Vorbeugung 1 × täglich anwenden.

Ingwertee

Ingwer hat ebenfalls keimtötende und entzündungshemmende Eigenschaften.
Schneiden Sie den Ingwer in kleine Scheiben und brühen Sie ihn mit 250 Millilitern kochendem Wasser auf. Mindestens 10 Minuten ziehen lassen, dann abseihen und etwas abkühlen lassen.
Trinken Sie mehrere Tassen über den Tag verteilt in kleinen Schlucken.

Zutaten

ca. 1 cm frische Ingwerwurzel

Beruhigender Kräuteraufguss

Heilpflanzen und Gewürze wie Kardamom, Eukalyptus, Thymian, Pfefferminze haben einen hohen Gehalt an bioaktiven Stoffen, die beruhigend auf den Rachen- und Kehlkopfbereich wirken. Kräuter 5–10, härtere Pflanzenteile gut 15 Minuten ziehen lassen.
Verwenden Sie Teeaufgüsse zum Trinken, Inhalieren oder Gurgeln, am besten mehrmals täglich.

Zutaten

auf 250 ml Wasser kommen 4 zerstoßene Kardamomkapseln oder 1 TL Eukalyptusblätter oder 1 TL Thymiankraut oder 2 TL Pfefferminzblätter

Wann Sie zum Arzt sollten

Bei starken Schmerzen, zunehmenden Fremdkörpergefühl, Stimmverlust und vor allem Atemnot sollten Sie einen Hals-Nasen-Ohrenarzt aufsuchen. Es könnte eine bakterielle Entzündung vorliegen, die gegebenenfalls mit Antibiotika behandelt werden muss.

Wie Sie vorbeugen können

- Atmen Sie frische, feuchte Luft. Meiden Sie nach Möglichkeit trockene Heizungsluft.
- Meiden Sie Genussmittel. Vor allem aufs Rauchen sollten Sie verzichten.
- Schonen Sie Ihre Stimme, wenn Sie an einer Kehlkopfentzündung erkrankt waren.
- Versuchen Sie sich von Umweltschadstoffen fernzuhalten. Benutzen Sie gegebenenfalls eine Atemmaske oder einen Mundschutz, wenn Sie in einer schadstoffreichen Umgebung sind.

Ohrentzündung

Pulsierende Ohrenschmerzen, eine Art Völlegefühl im Ohr, Ohrgeräusche wie Brausen, Klingeln oder Gluckern sind Anzeichen einer Mittelohrentzündung. Nach zwei bis drei Tagen kann es zur Absonderung von schleimigem oder eitrigem Sekret durch ein Loch im Trommelfell kommen.

Bei Ohrenentzündungen handelt es sich fast immer um eine Entzündung des Mittelohres, die durch Krankheitserreger wie Viren oder Bakterien ausgelöst wird und der oft Infekte des Nasen-Rachen-Raumes vorausgegangen sind. Vor allem bei Kindern ist ein Tubenkatarrh häufige Ursache für Ohrenbeschwerden. Dabei kommt es zu einer Entzündung der Schleimhaut in der Ohrtrompete. Dieser Gang, der den Nasen-Rachen-Raum mit dem Mittelohr verbindet, ist bei Kindern noch sehr schmal und kurz und damit anfälliger für Reizungen.

Was Sie tun können

Utensilien

etwas Olivenöl
Pipette / Wattestäbchen

Olivenöltropfen

Geben Sie ein paar Tropfen Olivenöl in eine Pipette und träufeln Sie es ins erkrankte Ohr. Es soll etwas Öl im Ohr bleiben.

Alternativ können Sie das Ohr auch ganz behutsam mit einem mit reichlich Olivenöl getränkten Wattestäbchen auspinseln.

Utensilien

etwas Knoblauch- oder Nelkenöl
Pipette / Wattestäbchen

Knoblauch- und Nelkenöltropfen

Diese beiden Öle sind vor allem nach alter ayurvedischer Tradition ideal geeignet, um Ohrenschmerzen zu lindern. Geben Sie ein paar Tropfen von einem der beiden Öle in eine Pipette und träufeln Sie es ins erkrankte Ohr.

Zwiebelsäckchen

Zwiebeln wirken antientzündlich und abschwellend. Hacken Sie die Zwiebeln klein und füllen Sie diese in das Stoffsäckchen. Über Wasserdampf (Tipp: Wasserkocher) kurz erwärmen. Quetschen Sie die Zwiebeln, bis sich das Säckchen mit Saft vollgesaugt hat.
Auf das erkrankte Ohr legen und mit einem Wollschal umwickeln. Diese Prozedur können Sie 3 × täglich 30 Minuten lang durchführen.

Utensilien

2 kleine Zwiebeln
kleines Stoffsäckchen / dünner Waschlappen
Wollschal

Senfmehlumschlag

Verrühren Sie das Senfmehl mit etwas warmem Wasser zu einem dünnen Brei. Diesen auf ein Tuch streichen.
Etwa 15 Minuten hinter das entzündete Ohr legen.

Utensilien

3 EL frisches Senfmehl
Taschentuch

Rotlichtbehandlung

Wärme lindert Schmerzen und fördert die Heilung. Ungefähr 10 Minuten mehrmals täglich tun gut. Aber nicht in der akuten Phase anwenden, das kann die Schmerzen erheblich verstärken!

Utensilien

Rotlichtlampe

Wann Sie zum Arzt sollten

Eine Entzündung im Ohr, begleitet von starken Schmerzen, Fieber, Druckgefühl und einer möglichen Beeinträchtigung des Hörvermögens muss unbedingt von einem Hals-Nasen-Ohren-Arzt abgeklärt werden. Bei einer bakteriellen Infektion sind zumeist Antibiotika erforderlich.

Wie Sie vorbeugen können

- Meiden Sie Schwimmbadbesuche direkt nach einer Infektion und trocknen Sie die Ohren immer gut ab.
- Schützen Sie sich im Winter vor Kälte: Draußen nicht mit nassem Haar herumlaufen, vor allem bei starkem Wind eine Mütze oder Ohrenschützer tragen.
- Kaugummi kauen kann helfen, verstopfte Tuben, also die Verbindungsgänge vom Ohr zum Rachen, wieder zu öffnen.

Nase, Augen und Kopfschmerzen

Kurz nach dem Auftauchen des ersten Kratzens im Hals beginnt die Nase zu jucken und zu brennen. Häufig sind grippale Infekte außerdem von Kopfschmerzen begleitet. Auch die Augen können in selteneren Fällen vom Infekt betroffen sein.

Schnupfen

Schnupfen zeigt sich typischerweise durch eine laufende Nase, häufiges Niesen und geschwollene Schleimhäute. Oft ist die Nase verstopft und die Nasenatmung behindert. Es kann zu Juckreiz in der Nase und Kratzen im Hals kommen. Begleitend tritt nicht selten Fieber auf.

Schnupfen wird durch die zahllosen Schnupfenviren ausgelöst, die durch Tröpfcheninfektion über die Atemwege in den Organismus gelangen. Meist handelt es sich um einen harmlosen Infekt, der nach kurzer Zeit von allein wieder abklingt. Schnupfen kann aber auch Symptom einer Allergie sein. Beim sogenannten Heuschnupfen wird die Reaktion durch Pollen von Gräsern, Sträuchern, Bäumen und Blüten im Frühjahr und Sommer ausgelöst.

Was Sie tun können

Schnupfenkräutertee

Diese Mischung hilft bei akuten Reizungen der oberen Atemwege. Überbrühen Sie die gesamte Mischung mit ½ Liter kochendem Wasser. Etwa 10 Minuten ziehen lassen, dann abseihen.
Trinken Sie täglich mindestens 3 Tassen dieses Kräutertees möglichst heiß in kleinen Schlucken.

Zutaten

je 2 TL Thymiankraut, Kamillenblüten und Salbeiblätter

Nelkenölinhalation

Geben Sie ein paar Tropfen Nelkenöl in eine große Schüssel mit kochend heißem Wasser. Inhalieren Sie bei möglichst geschlossenem Mund durch die Nase, indem Sie Ihren Kopf mit einem Handtuch abdecken und über den Topf beugen.
Bei Bedarf mehrmals täglich wiederholen.

Utensilien

einige Tropfen Nelkenöl

Utensilien

1 Handvoll Kamillenblüten

Kamilleninhalation

Die Kamillenblüten in einer großen Schüssel mit 1 Liter kochend heißem Wasser aufbrühen und etwas ziehen lassen. Inhalieren Sie bei möglichst geschlossenem Mund durch die Nase, indem Sie Ihren Kopf mit einem Handtuch abdecken und über den Topf beugen.
Bei Bedarf mehrmals täglich wiederholen.

Utensilien

etwas Meersalz
evtl. Nasendusche

Nasenspülung mit Salzwasser

Geben Sie lauwarmes Wasser mit etwas Meersalz verrührt in die hohle Hand oder eine Nasendusche und saugen Sie die Lösung in beide Nasenlöcher ein. Dann wieder aus der Nase herauslaufen lassen.
Bis zu 5 × täglich anwenden.

Wann Sie zum Arzt sollten

Bei hartnäckigem Schnupfen, der länger als 10 Tage anhält, starken Atembeschwerden und auffälligem Sekret mit Blut oder gelb-grünlichem Eiter unbedingt zum Arzt gehen. Kommen starke Kopfschmerzen hinzu, erhärtet sich der Verdacht auf eine akute Nebenhöhlenentzündung (→ S. 65).

Wie Sie vorbeugen können

- Trinken Sie viel Heilkräutertee, verdünnte Säfte und hauptsächlich Wasser. Eine hohe Flüssigkeitszufuhr befeuchtet die Schleimhäute und macht sie unempfindlicher gegen Entzündungen.
- Vitaminreiche Kost stärkt die Abwehr.
- Sorgen Sie dafür, dass die Raumluft nicht zu trocken ist, beispielsweise mit einem Luftbefeuchter oder einem nassen Handtuch auf dem Heizkörper.
- Vermeiden Sie Nikotin und Alkohol.
- Bewegung an frischer Luft reinigt die Atemwege und härtet ab.
- Nehmen Sie verstärkt Vitamin C zu sich, beispielsweise über Zitrusfrüchte oder Kohl.

Entzündung der Nebenhöhlen

Charakteristisch für eine sogenannte Sinusitis ist ein Schnupfen, der meistens länger als zwei Wochen dauert. Oft geht diesem ein Infekt der oberen Luftwege voraus. Typisch ist auch eine behinderte Nasenatmung.

Die Knochen um Nase und Augen sind von kleinen, mit der Nase verbundenen Hohlräumen durchsetzt, den Nasennebenhöhlen. Diese sind mit Schleimhaut ausgekleidet. Bei einer Entzündung im Nasen-Rachen-Raum schwillt die Schleimhaut in den Nebenhöhlen an und Erreger aus dem Nasenraum können sich dorthin ausbreiten.

Was Sie tun können

Schleimlösender Kräutertee

Mischen Sie Primelwurzel und Königskerzenblüten in einer gut verschließbaren Dose.
2 Teelöffel der Mischung mit 250 Millilitern kochendem Wasser überbrühen, 8–10 Minuten ziehen lassen, dann abseihen.
Bei zähem Schleim 3 Tassen täglich trinken, eventuell mit etwas Honig süßen.

Zutaten

1 Teil Primelwurzel
1 Teil Königskerzenblüten
etwas Honig

Salzinhalation

Lösen Sie das Salz in einer großen Schüssel mit 1 Liter kochend heißem Wasser auf. Inhalieren Sie den Soledampf bei möglichst geschlossenem Mund durch die Nase, indem Sie Ihren Kopf mit einem Handtuch abdecken und über den Topf beugen.
Bei Bedarf mehrmals täglich wiederholen.

Utensilien

2 EL Meersalz

Heilerdeumschlag

Aus Heilerde und etwas warmem Wasser einen dünnen Brei anrühren. Bestreichen Sie die Mitte eines Stofftaschentuchs dick damit. Die Ränder darüber schlagen

Utensilien

5 EL Heilerde
Taschentuch

und das Päckchen als Kompresse auf die Nasenwurzel oder auf schmerzende Stellen legen.
Bis zu 4 × täglich für jeweils 10 Minuten anwenden.

Utensilien

3 EL Holundersaft
(→ S. 48)
10 Tropfen Pfefferminzöl

Minzölinhalation

Geben Sie den Holundersaft und das Minzöl in eine große Schüssel mit 1 Liter kochend heißem Wasser.
Inhalieren Sie bei möglichst geschlossenem Mund durch die Nase.
Bei Bedarf mehrmals täglich wiederholen. – Außerdem tragen Thymian, Fichtennadel, Kiefernnadel und Lavendel zum Abschwellen der Schleimhäute bei.

Zutaten

3 EL frisch geraspelter Meerrettich
500 ml Wasser
Saft von 1 Zitrone

Meerrettichkur

Lassen Sie alle Zutaten in einem geschlossenen Behälter über Nacht ziehen.
Abseihen und gekühlt bis zu 10 Tage lagern. 3 × täglich 1 Glas trinken. Als Kur über mehrere Wochen möglich.

Wann Sie zum Arzt sollten

Eine bakterielle Nasennebenhöhlenentzündung kann akut verlaufen. Der Betroffene bekommt hohes Fieber, Wangen und Nase sind geschwollen, die Augen tränen und sind gerötet. In diesem Fall ist unbedingt ein Hals-Nasen-Ohren-Arzt zu konsultieren, der eine Behandlung mit Antibiotika einleiten wird.

Wie Sie vorbeugen können

- Nach Abheilung und zur Vorbeugung hilft der regelmäßige Verzehr von frischem Meerrettich.
- Trinken Sie viel, am besten Kräutertees und Wasser.
- Ernähren Sie sich möglichst ausgewogen und vitaminreich mit reichlich Obst und Gemüse. Essen Sie Vitamin-C-haltige Nahrungsmittel wie Zitrusfrüchte.
- Meiden Sie nasse, kalte Zugluft, Staub oder Rauch.
- Gehen Sie viel an der frischen Luft spazieren, atmen Sie über die Nase ein, durch den Mund wieder aus.

Kopf- und Gliederschmerzen

Zusammen mit Gliederschmerzen treten sie häufig als Begleiterscheinung einer beginnenden Erkältung auf. Kopfweh kann pochende, ziehende, stechende, dröhnende, bohrende oder dumpfe Schmerzen bereiten.

Kopfschmerzen betreffen entweder den gesamten Kopfbereich oder auch nur Stirn, Schläfe, den Hinterkopf oder die Nackenpartie.

Was Sie tun können

Weidenrindentee

Zutaten

1 geh. TL Weidenrinde

Die Rinde der Silberweide enthält eine Vorstufe der Acetylsalicylsäure, die als Schmerzmittel sehr wirkungsvoll ist. Bringen Sie die klein geschnittene Weidenrinde in einem Topf mit Deckel mit 250 Millilitern Wasser langsam zum Kochen. Vom Herd nehmen und 5 Minuten ziehen lassen, dann abseihen.
Trinken Sie 2 Tassen pro Tag.

Melissentee

Zutaten

2 TL Melissenblätter

Vor allem bei Kopfschmerzen, die in nervöser Anspannung ihre Ursache haben, beruhigt und entspannt dieser Tee.
Überbrühen Sie die Melissenblätter mit 250 Millilitern kochendem Wasser. 8–10 Minuten ziehen lassen, dann abseihen.
Sie können mehrmals täglich 1 Tasse des frisch bereiteten Tees trinken.

Heißes Tuch

Utensilien

kleines Leinentuch
heißes Wasser

Diese Anwendung hat sich vor allem gegen Spannungskopfschmerz bewährt.
Tränken Sie das Tuch mit heißem Wasser und legen Sie es dann in den Nacken.

Utensilien

Rotlichtlampe

Rotlicht

Das lockert Verspannungen und lindert Schmerzen. Auch bei Kopfschmerzen, die durch eine Entzündung der Stirnhöhlen verursacht werden, ist eine Rotlichtbestrahlung der Stirnpartie sehr gut wirksam.

Bestrahlen Sie den Nacken mit einer Wärmelampe aus etwa 30 Zentimetern Abstand.

3 × täglich etwa 15 Minuten tun gut.

Utensilien

Eisbeutel oder gekühlte Kompresse

Kälteanwendungen

Kalte Kompressen oder Eisbeutel, abwechselnd auf Nacken und Stirn aufgelegt, helfen in vielen Fällen die Schmerzen zu lindern.

3 × täglich etwa 5–10 Minuten tun gut.

Utensilien

etwas Pfefferminzöl

Einreibung mit Pfefferminzöl

Untersuchungen haben ergeben, dass Einreiben mit Pfefferminzöl, vor allem an den Schläfen, einen genauso guten Effekt haben kann wie eine Kopfschmerztablette.

Utensilien

Duftlampe
etwas Eukalyptus- oder anderes Duftöl

Aromatherapie mit Eukalyptusöl

Beduften Sie Ihren Wohnraum mit einem Öl, das Sie gerne riechen. Bei Kopfschmerzen tut beispielsweise Eukalyptus gut. Aber auch Lavendel, Lemongras, Melisse oder Rosmarin sind geeignet.

Kopfmassage

Eine sanfte Massage erweist sich als beruhigend und schmerzlindernd bei Kopfschmerzen und Migräne. Sie können diese Massage wie in der ayurvedischen Medizin mit Öl durchführen, am besten vor dem Duschen.

Etwas Mandel- oder Sesamöl auf den Scheitel auftragen und mit kreisenden Bewegungen der Finger verreiben. Nun das Gesicht einölen, indem Sie das Öl sanft in Richtung Ohren nach außen streichen.

Das Öl lässt sich nach etwa 15 Minuten Einwirkzeit durch Waschen der Haare entfernen.

Bohnenkaffee

Ein starker Bohnenkaffee, beispielsweise ein Espresso, mit dem Saft einer Zitrone und ohne Zucker kann Kopfschmerzen und Übelkeit vertreiben.

❄ Orangensaft+

Gegen Kopf- und Gliederschmerzen bei grippalem Infekt hilft ein Glas frisch gepresster Orangensaft mit etwas Salz. Der Körper braucht jetzt viel Vitamin C, Flüssigkeit und Mineralstoffe.

Zutaten

1 Glas frischer Orangensaft
1 Prise Salz

Wann Sie zum Arzt sollten

Bei häufig wiederkehrenden und starken Kopfschmerzen, möglicherweise noch mit Begleitsymptomen, sollten Sie einen Arzt aufsuchen, um eine ernstere Ursache abklären zu lassen und auch eine Migräne auszuschließen. Ein Orthopäde kann der richtige Ansprechpartner sein, wenn ein Problem mit der Wirbelsäule besteht.

Wie Sie vorbeugen können

- Bewegen Sie sich viel an der frischen Luft.
- Wichtig ist ausreichend Schlaf auf einer guten Matratze.
- Achten Sie auf eine ausgewogene Ernährung mit viel Frischkost.
- Keine Zigaretten! Nikotin verengt die Gefäße und verschlechtert die Durchblutung, was zu Kopfschmerzen führen kann und zudem die Infektanfälligkeit erhöht, da die Stoffe in Zigaretten dem Immunsystem zusetzen.
- Gymnastik zwischendurch: Führen Sie bei überwiegend sitzender Tätigkeit immer wieder Ausgleichsübungen für Nacken und Wirbelsäule durch.

Wundheit von Nase und Lippen

Bei Erkältungen werden nicht selten auch Haut und Schleimhäute in Mitleidenschaft gezogen. Wunde Nasenränder vom vielen Schneuzen, Borken in der Nase von getrocknetem Sekret, rissige Mundwinkel und trockene Lippen sind häufige Begleiterscheinungen.

Was Sie tun können

Nachtkerzenöl

Kann äußerlich und innerlich angewendet werden. Es hilft entzündliche Veränderungen, wie wunde Nasenflügel oder rissige, trockene Lippen, auszugleichen, die auf einen Mangel an Gamma-Linolensäure zurückzuführen sein können. Nachtkerzenöl reguliert die Zusammensetzung der Hautfette und verbessert die Barrierefunktion.

Äußerliche Anwendung: Salben, Cremes oder Lotionen mit Nachtkerzenöl dämpfen die entzündliche Hautreizung. Zu bekommen in der Apotheke oder in gut sortierten Reformhäusern.

Innerliche Anwendung: Nachtkerzenöl-Kapseln helfen nach längerer Einnahme, Hautirritationen zu verbessern.

Lapachotee

Der Hauptwirkstoff der Pflanze, das Lapachol, stabilisiert das Immunsystem und hemmt so die Entzündungen auf der Haut. In seinem Heimatland Südamerika zählt der Lapachotee zu den bewährten Naturheilmitteln bei Ekzemen und Hautausschlägen.

Trinken Sie zur Immunstärkung 4 Wochen lang täglich ½ Liter Lapachotee über den Tag verteilt. Danach den Tee längerfristig in kleineren Mengen täglich genießen.

Utensilien

Lapachotee
Mullkompresse

Umschläge mit Lapachotee

Legen Sie mit körperwarmem Lapachotee getränkte Kompressen auf wunde Stellen auf. Das bringt Linderung.

Pflegebalsam mit Calendula und Zink

Rissige, spröde Lippen und eingerissene Mundwinkel, sogenannte Rhagaden, peinigen Menschen vor allem in der kalten Jahreszeit und können nach Infekten verstärkt auftreten. Hier helfen Pflegecremes und -stifte mit lindernden Substanzen wie etwa Calendula, dem Extrakt der Ringelblume.

Auch Zinksalben eignen sich hervorragend, um Hautreizungen zum Abheilen zu bringen.

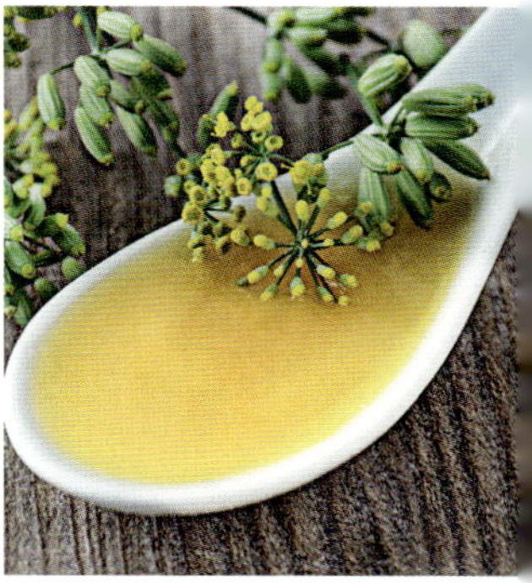

Nachtkerzenöl beruhigt und pflegt die mitgenommene Haut an Mund und Nase von außen und innen.

Kieselsäuregel

In der Apotheke, im Reformhaus oder in der Drogerie können Sie Kieselsäuregel zum Einnehmen, Spülen oder Auftragen auf die Haut kaufen. Bei brennenden oder juckenden Hautausschlägen die betroffenen Hautstellen mehrmals täglich mit dem Gel betupfen.

Meerwasseranwendungen

Meersalz- und Algenanwendungen (aus der Apotheke oder Drogerie) können ebenfalls Hautreizungen zum Abklingen bringen und das Hautbild insgesamt verbessern helfen. Nasensprays auf Meerwasserbasis helfen, die Nasenschleimhaut zu befeuchten und trockene Borken aufzulösen.

Wann Sie zum Arzt sollten

Ständig wiederkehrende Ekzeme oder beispielsweise stark eingerissene Mundwinkel sollten Sie vom Dermatologen untersuchen lassen. Es könnten ein Vitaminmangel oder eine Abwehrschwäche vorliegen.

Wie Sie vorbeugen können

Die beste Vorbeugung ist eine gut verträgliche Hautpflege in Kombination mit der »Pflege von innen« durch eine vitamin- und mineralstoffreiche Ernährung mit natürlicher Kost.

Augenbeschwerden

Typischerweise sind die Augen gerötet, sie brennen und tränen, außerdem sind oft die Lidränder verklebt. Bei allergischer Bindehautentzündung können zusätzliche Beschwerden wie Halsschmerzen und ein allergischer Fließschnupfen auftreten.

Im Verlauf einer Erkältung kann sich die Infektion auf angrenzende Gebiete ausbreiten. Neben Ohrtrompete, Mittelohr und Nasennebenhöhlen können auch die Augen betroffen sein, fast immer als Bindehautentzündung. Die virale Entzündung wandert dann über den Tränennasengang von der Nase zum Auge.

Was Sie tun können

Utensilien

2 TL Augentrostkraut
Mullkompresse

Augentrostauflage

Überbrühen Sie das Augentrostkraut mit 250 Millilitern kochendem Wasser. Etwa 2 Minuten ziehen lassen, dann durch einen sehr feinen Filter abseihen und vor der Anwendung abkühlen lassen.
Legen Sie eine damit getränkte Mullkompresse 10 Minuten auf das betroffene Auge (oder auf beide Augen). Bei Bedarf bis zu 3 × täglich anwenden.

Utensilien

1 EL Salbeiblätter
Mullkompresse

Salbeiauflage

Überbrühen Sie die Salbeiblätter mit 250 Millilitern kochendem Wasser. 10 Minuten ziehen lassen, dann durch einen sehr feinen Filter abseihen und abkühlen lassen.
Legen Sie eine damit getränkte Mullkompresse 10 Minuten auf das betroffene Auge (oder auf beide Augen). Bei Bedarf bis zu 3 × täglich anwenden.

Utensilien

1 EL Pfefferminzblätter
Mullkompresse / Taschentuch

Pfefferminzauflage

Zur Abschwellung der Augenlider und Linderung der Reizung. Überbrühen Sie die Minze mit etwa 200 Millilitern kochendem Wasser. Ein paar Minuten ziehen lassen, dann durch einen sehr feinen Filter abseihen und abkühlen lassen.

Tränken Sie eine Mullkompresse oder ein Baumwolltaschentuch mit dem Sud und legen Sie das Tuch etwa 10 Minuten lang auf die geschlossenen Augen. Bei Bedarf bis zu 3 × täglich anwenden.

Augenguss

Führen Sie diese Anwendung bei geschlossenen Augen mit einem kurzen Duschschlauch und nur leichtem Wasserstrahl durch.

Beginnen Sie am rechten Auge außen an der Schläfe. Umkreisen Sie das Auge 2–3 ×, dann ist das linke Auge an der Reihe. Diesen Vorgang mehrmals wiederholen.

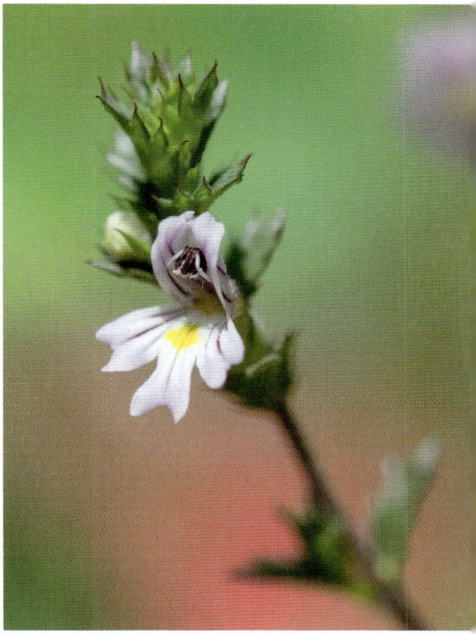

Der Name spricht für sich: Augentrost *(Euphrasia)* ist der Klassiker unter den natürlichen Augenschmeichlern.

Wann Sie zum Arzt sollten

Ist die Entzündung nach spätestens drei Tagen nicht abgeklungen, sollten Sie unbedingt einen Arzt aufsuchen. Er kann spezielle Augentropfen verordnen, die entzündungshemmend und schmerzlindernd wirken. Liegt eine bakterielle Infektion vor, wird er Ihnen Augentropfen geben, die Antibiotika enthalten.

Utensilien

kurzer Duschschlauch zum Anschließen an den Wasserhahn (Baumarkt)

Wie Sie vorbeugen können

- Meiden Sie nach Möglichkeit Reizstoffe sowie staubige, trockene Luft und Chlorwasser.
- Schützen Sie Ihre Augen vor UV-Licht und grellen Lichtquellen, vor allem, wenn sie bereits erkältet sind.

Bronchien

Brennen im Brustraum und zu Beginn meist trockener Husten, Räuspern und Heiserkeit sind in der Regel der Auftakt zu einem grippalen Infekt. Besonders normalen Husten mit Trockenheit oder verfestigtem Schleim kann man gut sanft behandeln.

Trockener Husten

Zu Beginn der Erkrankung zeigt sich häufig ein trockener Reizhusten. Oft wird der Husten von anderen Beschwerden wie Schnupfen oder Fieber begleitet. Manchmal zieht sich ein trockener Husten noch lange nach der Genesung vom ursprünglichen Infekt hin.

Husten tritt meist im Rahmen einer Erkältung auf und wird durch Krankheitserreger wie Viren oder Bakterien ausgelöst. Seltener sind Reizstoffe oder Fremdkörper in den Luftwegen die Ursache. Husten ist häufig auch ein Symptom einer Allergie, zum Beispiel gegen Pollen.

Was Sie tun können

Lesen Sie bitte auch unter Bronchitis (→ ab S. 81).

❆ Kräutertee gegen trockenen Husten

Mischen Sie alle Zutaten in einer Dose.
Für 1 Tasse 1 gestrichenen Esslöffel davon mit 150 Millilitern kochendem Wasser überbrühen und zugedeckt etwa 10 Minuten ziehen lassen, dann abseihen.
Diesen Tee mehrmals täglich frisch herstellen und jeweils 1 Tasse schluckweise trinken.

Zutaten

20 g Anissamen
25 g Eibischwurzel
10 g Sonnentaukraut
10 g Isländisch Moos

Thymianbad

Ein Wannenbad mit Thymian als Kräuterzusatz wirkt entspannend und lindert den Hustenreiz.
Überbrühen Sie das Thymiankraut mit ½ Liter kochendem Wasser und lassen Sie den Sud ungefähr 10 Minuten ziehen. Danach seihen Sie ihn direkt ins etwa 40 °C warme Badewasser ab.
Baden Sie 15–20 Minuten.

Utensilien

1 Handvoll Thymiankraut

Zutaten

je 1 Teil Melissen-, Spitzwegerich- und Himbeerblätter
1 Teil Malvenblüten

Kräutertee gegen Reizhusten

Für diesen bewährten Hustentee mischen Sie alle Kräuter in einer Dose.

1 Esslöffel der Mischung mit 250 Millilitern nicht zu heißem Wasser überbrühen und zugedeckt 15 Minuten ziehen lassen. Danach abseihen.

Trinken Sie mehrmals täglich 1 Tasse dieses Tees.

Utensilien

ca. 300 g frische Pellkartoffeln
Handtuch
größeres Tuch

Kartoffelwickel

Dieser warme Brustwickel lindert den Hustenreiz.

Geben Sie dazu die Pellkartoffeln mit Schale in ein längs gefaltetes Handtuch und zerdrücken Sie diese. Achten Sie dabei darauf, dass die Kartoffelmasse nicht zu heiß ist. Auf die Brust legen und mit einem größeren Tuch umwickeln, um die Packung zu fixieren und die Wärme zu bewahren.

Mindestens 20 Minuten wirken lassen. Danach ruhen.

Isländisch-Moos-Bonbons

Lutschpastillen mit Isländisch Moos helfen gegen Reizhusten und schmecken übrigens recht angenehm, sodass sie sogar von Kindern meist gerne angenommen werden. Mit Kindern im Kindergarten- oder Grundschulalter lohnt es sich, die Lutschpastillen im Haus zu haben, da sie häufig Infekte mitbringen.

Fenchelhonig

Auch dieses altbewährte Hausrezept erweist sich als wirkungsvoll gegen Husten. Sie erhalten ihn in Apotheken, Reformhäusern oder Drogerien. Mit dem Honig können Sie auch nach Belieben Heilkräutertees süßen und deren Husten lindernden Effekt noch verstärken.

Utensilien

20 g Thymiankraut
Handtuch

Thymianinhalation

Dampfbäder mit Thymian oder auch Solelösungen (→ S. 31, 58) helfen vor allem bei trockenem Reizhusten zu Beginn der Erkrankung.

Für die Thymianinhalation das Thymiankraut in einer Schüssel mit 250 ml kochendem Wasser aufbrühen. Inhalieren Sie etwa 15 Minuten, indem Sie Ihren Kopf mit einem Handtuch abdecken und über den Topf beugen.
Bei Bedarf die Inhalation mehrmals täglich wiederholen.

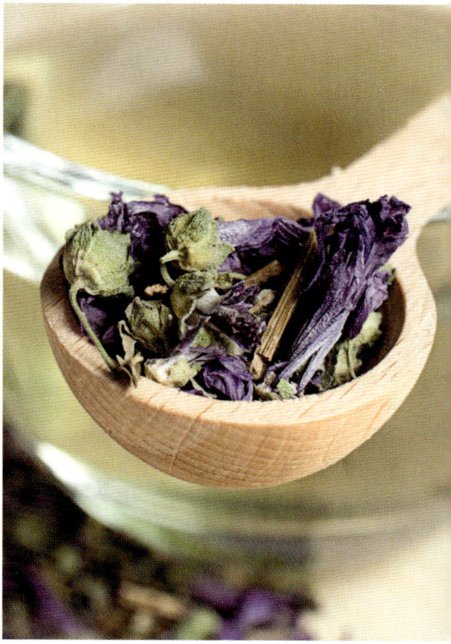

Malva sylvestris wirkt vielfältig heilend auf die gereizten Schleimhäute.

Einreibungen

Regelmäßige Einreibungen von Brust und Rücken mit Salben oder Gelen, die ätherische Öle wie Kampfer oder Eukalyptus enthalten, wirken entspannend und können den Hustenreiz lindern. Entsprechende Präparate erhalten Sie in der Apotheke oder in Drogeriemärkten.

Wann Sie zum Arzt sollten

Meistens ist Husten harmlos und vergeht nach ein paar Tagen von selbst wieder. Bleibt er jedoch längere Zeit hartnäckig bestehen oder nimmt sogar an Heftigkeit zu, sollten Sie unbedingt Ihren Hausarzt konsultieren.

Wie Sie vorbeugen können

- Zur Stärkung der Abwehr sollten Sie sich viel an frischer Luft bewegen, am besten jeden Tag.
- Achten Sie im Winter darauf, dass die Wohnung nicht überheizt wird, da sonst die Schleimhäute austrocknen und anfällig für Infektionen werden. Stellen Sie Luftbefeuchter auf oder legen Sie feuchte Tücher auf die Heizung.
- Wenn Sie rauchen, sollten Sie am besten versuchen, von der Zigarette Abschied zu nehmen, Ihrer eigenen Gesundheit und der Ihrer Familie zuliebe.

Schleimiger Husten

Nach der Phase des trockenen Reizhustens zeigt sich im Verlauf der Erkältung oft ein Husten mit Schleimbildung. Hier gilt es, Mittel anzuwenden, die helfen, den Schleim gut abzuhusten.

Solange die Farbe des Schleims hell und klar ist, sind Mittel zur Selbstbehandlung gut geeignet. Vorsicht jedoch, wenn sich die Farbe verändert, zum Beispiel zu gelbgrün. Es könnte eine bakterielle Infektion, beispielsweise eine akute Bronchitis, vorliegen, die besser vom Arzt untersucht werden sollte.

Was Sie tun können

Lesen Sie bitte auch unter Bronchitis (→ ab S. 81).

Zutaten

40 g Kampfersalbe
3–5 Tropfen Eukalyptusöl

❋ Hustenbalsam

Er reinigt die Atemwege, löst den Schleim und erleichtert somit das Abhusten. Hustenbalsam können Sie fertig in der Apotheke kaufen oder auch selbst herstellen. Vermischen Sie dafür die Kampfersalbe mit dem Eukalyptusöl in einem kleinen verschließbaren Döschen.
2–3 × täglich eine kleine Menge davon auf Brust und Rücken verreiben.

Präparate mit Efeuextrakt

Efeu gilt als wirksames Mittel gerade bei krampfartigem, schleimigem Husten, da bestimmte Inhaltsstoffe wie beispielsweise Saponine den Schleim lösen und so das Abhusten erleichtern. Kaufen Sie spezielle Efeupräparate am besten in der Apotheke.

Zutaten

1 TL Veilchenblüten und -blätter

❋ Veilchenblütentee

Auch Veilchenblüten und -blätter (Wildes Stiefmütterchen) wirken schleimlösend und hustenmildernd.

Überbrühen Sie die Veilchenblüten und -blätter mit 250 Milliliter kochendem Wasser. Lassen Sie den Tee zugedeckt etwa 10 Minuten ziehen, dann abseihen.
Trinken Sie 3 Tassen täglich, eventuell mit etwas Honig gesüßt.

Klopfmassage

Utensilien

optional etwas Eukalyptusöl

Eine sanfte Massage mit klopfenden und reibenden Bewegungen hilft, die Atemwege zu entspannen, sodass der Schleim leichter abgehustet werden kann.
Klopfen und reiben Sie am Rücken im Bereich der Wirbelsäule und den Schulterblättern mit den drei mittleren Fingern Ihrer Hände. Zur Verstärkung können Sie auch ein ätherisches Öl wie Eukalyptus verwenden.

Zwiebelsaftkur

Zutaten

3–4 Zwiebeln
2 Zitronen
1–2 EL Honig

Pressen Sie die Zwiebeln und Zitronen aus und mischen Sie deren Saft. Rühren Sie Honig nach Geschmack unter und geben Sie nach Wunsch noch andere Flüssigkeiten hinzu, beispielsweise Orangensaft oder Fencheltee.
Erwärmen Sie die Saftmischung lauwarm und trinken Sie täglich 2–3 Tassen.

Senfwickel

Utensilien

15 g frisches Senfmehl
kleines Leintuch oder dünnes Handtuch
größeres Wolltuch

Er befreit Luftröhre und Bronchien von zähem Schleim und entspannt so die Atemwege.
Rühren Sie das Senfmehl in 1 Liter warmem Wasser an. Ein Leintuch in die Flüssigkeit eintauchen, abtropfen lassen und auf die Brust legen. Mit einem warmen Wolltuch abdecken und 20–30 Minuten wirken lassen.
Maximal 3 × täglich anwenden, um Hautreizungen zu vermeiden.

Spitzwegerichsirup

Zutaten

3–4 EL getrocknete Spitzwegerichblätter
1 l Wasser
400 g Kandiszucker

Kochen Sie die Spitzwegerichblätter in einem Topf mit Deckel mit 1 Liter Wasser auf und lassen Sie die Mischung 15 Minuten ziehen. Dann Abseihen.

Natürliches Kampferöl des Kampferbaumes wirkt durchblutungsfördernd und schleimlösend.

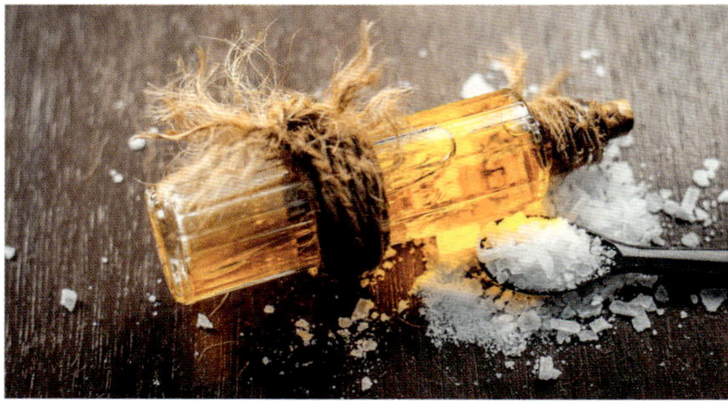

Denn Sud mit dem Kandiszucker zurück in den Topf geben und so lange offen einkochen lassen, bis er dickflüssig wird und die Konsistenz von Honig erhält. In ein sterilisiertes Schraubglas füllen. Hält dunkel und kühl gelagert bis zu 12 Monate.
Nehmen Sie 3–4 × täglich 1 Teelöffel ein.

Wann Sie zum Arzt sollten

Bleibt der Schleim in den Atemwegen bestehen oder verändern sich sogar seine Farbe und Konsistenz, sollten Sie Ihren Arzt aufsuchen. Hartnäckiger Husten mit auffälligem Auswurf könnte ein Hinweis auf eine akute oder chronische Bronchitis sein. Auch ein Asthma bronchiale sollte ausgeschlossen werden, wenn der schleimige Husten länger als normal anhält.

Wie Sie vorbeugen können

- Nehmen Sie viel Flüssigkeit zu sich, wenn Sie Husten haben. Dadurch löst sich der Schleim besser und kann leichter abgehustet werden. Am besten geeignet sind Kräutertees oder Wasser. Meiden Sie jedoch koffein- und alkoholhaltige Getränke. Sie wirken entwässernd und sorgen dadurch für zusätzlichen Flüssigkeitsverlust.
- Machen Sie Atemübungen (→ S. 35), indem Sie mehrmals täglich tief durch die Nase einatmen, den Atem kurz halten und durch den Mund wieder ausatmen.

Bronchitis

Typisch ist ein hartnäckiger Husten, der anfangs trocken sein und später in Husten mit Verschleimung übergehen kann. Auch Fieber, Schnupfen, Kopf- und Gliederschmerzen sowie ein allgemeines Krankheitsgefühl können eine Bronchitis begleiten.

Eine Bronchitis wird zumeist durch Krankheitserreger wie Viren oder Bakterien ausgelöst. Oft tritt die Entzündung der unteren Atemwege nach einem grippalen Infekt auf. Außerdem kann sich eine Bronchitis als Folge einer allergischen Reaktion, etwa gegen Hausstaub, Tierhaare oder Pollen, entwickeln.

Was Sie tun können

Lesen Sie bitte auch unter trockenem Husten (→ ab S. 75) und schleimigem Husten (→ ab S. 78).

Kamillen-Thymian-Inhalation

Utensilien

2 EL Kamillenblüten
2 EL Thymiankraut

Dampfbäder mit Kamille und Thymian helfen vor allem bei trockenem Reizhusten zu Beginn der Erkrankung.
Für die Inhalation die Kräuter in einer Schüssel mit 1–2 Litern kochendem Wasser aufbrühen. 10 Minuten zugedeckt ziehen lassen.
Inhalieren Sie etwa 10 Minuten über den Mund, indem Sie Ihren Kopf mit einem Handtuch abdecken und über den Topf beugen.
Bei Bedarf mehrmals täglich wiederholen.

Brusteinreibung

Utensilien

einige Tropfen Kampferöl
etwas Massageöl

Reiben Sie sich Rücken und Brust mit verdünntem Kampferöl ein. Das lindert den Hustenreiz und erleichtert die Atmung.
Mischen Sie dazu einige Tropfen Kampferöl mit hochwertigem Massageöl.

Zutaten

10–25 g Fenchelsamen
25–40 g Spitzwegerichkraut
25–35 g Süßholzwurzel
10–40 g Thymiankraut

Bronchialtee

In der Apotheke gibt es sehr wirksame Kräuterzubereitungen zu kaufen. Sie können aber eine wohltuende Teemischung auch selbst herstellen. Dazu Fenchel zerstoßen und dann alle Zutaten in einer Dose mischen.
Für eine große Tasse 1 Esslöffel der Teemischung mit 250 Millilitern kochendem Wasser überbrühen. 10 Minuten ziehen lassen, dann abseihen und schluckweise trinken.
2–3 Tassen täglich trinken.

Zutaten

einige dünne Scheiben frischer Ingwer oder 1 MSP Ingwerpulver

Ingwertee

In der Traditionellen Chinesischen Medizin wird Ingwer bei vielfältigen Beschwerden eingesetzt, unter anderem auch bei Bronchitis. Vor allem seine scharfen ätherischen Öle Gingerol und Shogaol lösen den Schleim.
Überbrühen Sie den frischen Ingwer beziehungsweise das Ingwerpulver in einem Topf mit 200 Millilitern heißem Wasser und kochen Sie die Mischung kurz auf. Noch etwa 5 Minuten abgedeckt ziehen lassen.
3 Tassen täglich trinken.

Zutaten

2 TL Huflattichblätter

Huflattichtee

Dieser Tee erleichtert das Abhusten, besonders bei chronischer Bronchitis.
Überbrühen Sie die Huflattichblätter mit 250 Millilitern kochendem Wasser. 5 Minuten abgedeckt ziehen lassen, dann abseihen. Nach Geschmack mit Honig süßen.
3 × täglich 1 Tasse trinken.

Utensilien

Saft von 2–3 Zitronen
Baumwolltuch

Zitronenwickel

Dieser Brustwickel hilft, die Verkrampfungen in den Bronchien zu lösen und den Husten zu mildern.
Legen Sie ein in Zitronensaft getränktes Baumwolltuch auf den Brustkorb und wickeln Sie ein Frottierhandtuch oder ein Wolltuch darüber.
15–30 Minuten wirken lassen. Bei Bedarf bis zu 3 × täglich anwenden.

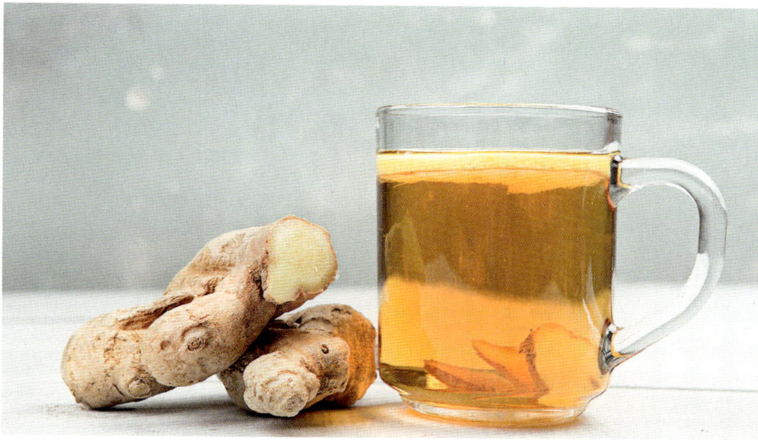

Gingerol und Shoagol im Ingwer wirken schleimlösend. Eine Wohltat bei festsitzendem Husten.

Wann Sie zum Arzt sollten

Eine einfache Bronchitis klingt meist nach einer Woche wieder ab, in seltenen Fällen kann sich daraus jedoch eine Lungenentzündung entwickeln. Bei länger andauerndem Husten sollten Sie daher unbedingt den Arzt aufsuchen, damit er rechtzeitig die richtige Behandlung einleiten kann.

Wie Sie vorbeugen können

- Essen Sie vitaminreich! Vor allem die Vitamine A und C schützen vor Infektionen und unterstützen die Schleimhäute. Gute Quellen für beide Vitamine sind unter anderem Spinat, Brokkoli, Salat, Tomaten, Spargel und Möhren. Die Beerenfrüchte Sanddorn, Johannisbeere und Holunder sowie Kiwi und Zitrusfrüchte liefern reichlich Vitamin C.
- Bewegen Sie sich viel an frischer Luft! Sie tanken Sauerstoff und stärken die Abwehrkraft Ihrer Bronchien.
- Kombinieren Sie Atem- mit Entspannungsübungen, etwa indem Sie ruhig auf einer Yogamatte liegend tief ein- und ausatmen und in Ihren Atem hineinspüren. Dies stärkt die Selbstheilungskraft in Ihren Bronchien.

Rekonvaleszenz

Zur Unterstützung der Selbstheilungskräfte sowie zur Regeneration Ihrer körperlichen Leistungsfähigkeit brauchen Sie nun besondere Hilfe. Hier die besten Tipps zur Entgiftung, Reinigung und Stärkung Ihres Körpers.

Die Abheilung unterstützen

Befreien Sie Ihr Immunsystem von altem Ballast und bringen Sie die Abwehr wieder auf Touren, sodass Ihnen Kälte, Nässe und Millionen von Schnupfenviren nicht gleich wieder etwas anhaben können. Hier lesen Sie, welche Mittel Ihr Abwehrsystem wieder robust und stark machen.

Was Sie tun können

Entgiftende Tees

Trinken Sie Kräutertees mit Heilpflanzen, die eine reinigende und entschlackende Wirkung haben, und erlangen Sie so Gesundheit und Vitalität zurück. Brennnessel, Birke und Schachtelhalm beispielsweise regen die Nierentätigkeit an und wirken entwässernd. Artischocke, Löwenzahn oder Kreuzkümmel aktivieren die Leber- und Gallenfunktion und unterstützen so deren Entgiftungsarbeit im Körper.

Reichlich Vitamine und Mineralien

Gönnen Sie Ihrem Immunsystem einen Mineralstoff-Vitamin-Kick. Indem Sie regelmäßig die Vitamine C, D, E, Betacarotin sowie die Mineralstoffe Zink, Eisen, Selen, Kalzium und andere zu sich nehmen, bringen Sie Ihre Abwehrkräfte richtig auf Trab. Diese Stoffe braucht das Immunsystem nämlich, um leistungsfähig zu sein. Entweder Sie trinken jeden Tag ein Glas einer bereits fertigen Vitamin-Mineralstoff-Mischung (z. B. als Brausetabletten oder Pulver zum Auflösen aus der Apotheke), oder Sie bereiten sich einen Immun-Power-Cocktail aus frischen Früchten und frischem Gemüse zu. Einen Rezeptvorschlag finden Sie auf der nächsten Seite.

Am besten unterstützen wir die Abheilungsphase, indem wir das Ausscheiden der Schadstoffe unterstützen und die Vitamin- und Mineralstoffreserven auffüllen.

Zutaten

½ Mango
2 Kiwis
2 Äpfel
1 Orange
1 Zitrone
200 ml Möhrensaft
1 EL Sanddornsaft
1 TL Weizenkeimöl

Powercocktail

Alle Früchte schälen und grob zerkleinern. Pürieren, dann die Säfte und das Weizenkeimöl unterrühren.
Sie können auch Möhren, Äpfel und Zitronen mit Spinat, Brokkoli und Paprika mischen. Eine guter Immunbooster ist auch Möhrensaft mit etwas geriebenem Ingwer, dem Saft einer Limette und 1–2 Teelöffeln Olivenöl.

Pflege der Darmflora

Besonders wichtig ist der Aufbau der Darmflora (→ S. 42) nach der Einnahme von Antibiotika, die neben den Eindringlingen auch unsere gesunden Bakterien angreifen können. Aber auch so haben sie unter dem Infektstress gelitten. Damit wird die Darmflora wieder so fit, dass kein Krankheitserreger ihr mehr etwas anhaben kann. Das wirkt sich natürlich positiv auf die Nährstoffaufnahme aus.

Saunieren

Saunieren macht nicht nur den Kreislauf fit, sondern stärkt erwiesenermaßen auch die Abwehrfunktionen. Die erhöhte Temperatur reizt nämlich das Immunsystem (sie wirkt wie ein leichtes Fieber) und lockt Abwehrstoffe ins Blut, die Bakterien und Viren vernichten.
Auf keinen Fall bei noch bestehendem Fieber oder in der akuten Phase anwenden! Nach Abklingen der Symptome tun 2–3 Gänge bei 80–100 °C 1 × wöchentlich gut.

Wann Sie zum Arzt sollten

Empfehlenswert ist ein Gesundheitscheck beim Arzt. Er kann zum Beispiel auch Ihren Vitamin- und Mineralstoffspiegel bestimmen.

Was Sie sonst noch tun können

Sport lässt überdies noch überschüssige Pfunde purzeln.

Viel Bewegung an frischer Luft sowie ein erholsamer Schlaf sind die beste Ergänzung zu Ihrem Immunfitness-Ernährungsprogramm.

Wieder zu Kräften kommen

Erschöpfungszustände sind das Resultat von lang anhaltendem Stress und/ oder starker körperlicher Belastung. Auch eine schwere Erkältung ist Stress pur für Körper und Geist und kann an unseren Kräften zehren.

Nach einem ganz oder schon fast durchgestandenen Infekt fühlt man sich häufig abgeschlagen, unkonzentriert und müde. Je nach Art und Dauer der Krankheit kann die Rekonvaleszenzphase mehrere Wochen in Anspruch nehmen. Neben viel Schlaf und Schonung sind altbewährte Hausmittel geeignet, erschöpfte körperliche und seelische Ressourcen wieder neu zu beleben.

Was Sie tun können

Kur mit grünem Tee

Die Chinesen sagen ihm fast magische Wirkung nach. Eine sechswöchige Kur, am besten mit Matcha, der zusätzlich viel Eisen liefert, belebt und stärkt den Körper. Je kürzer der Tee zieht, desto anregender wirkt er.

Ginsengkur

Die asiatische Ginsengwurzel enthält ätherische Öle und nervenstärkendes Vitamin B_1 und Vitamin B_2. Wer regelmäßig Ginseng zu sich nimmt, fühlt sich wohler und stärker, aktiver und ausgeglichener. Kaufen Sie am besten ein Präparat, das mit weiteren Vitaminen kombiniert ist. Dann ist es am wirkungsvollsten.

Mentale Stärke mit Gingko

Wenn der Organismus seine Ressourcen aufgebraucht hat, fehlt es meist auch an Konzentration und Kreativität. Lassen Sie sich mit Gingkopräparaten auf die Sprünge helfen. Der Extrakt aus dem japanischen Fächerblattbaum stärkt Denkvermögen und Konzentration.

Sobald es wieder besser geht, sollten wir Körper und Geist stärken, anstatt noch geschwächt und »hilflos« wieder an die Arbeit zu gehen.

Utensilien

1–2 Handvoll Zitronenmelissenblätter
5–10 Tropfen Wacholderöl

Entspannungsbad

Warme Bäder, zum Beispiel mit Wacholder- oder Melissenzusatz aus der Apotheke, entspannen die Muskeln und beruhigen auch die Seele.
Die Zitronenmelisse mit 1 Liter kochendem Wasser überbrühen, 15 Minuten ziehen lassen, dann direkt in das circa 40 °C warme Badewasser seihen. Das Wacholderöl hinzugeben.
15–20 Minuten baden, dann nachruhen.
Gönnen Sie sich mindestens 2 × wöchentlich ein Entspannungsbad.

Utensilien

2 Wolldecken
1 großes Leintuch

Ganzkörperwickel

Diese spezielle Form des Wickels ist hochwirksam und besonders geeignet, um Körper und Seele zu harmonisieren, für psychische Ausgeglichenheit zu sorgen, die Selbstheilungskräfte anzuregen und die Infektabwehr zu stärken. Sie benötigen dazu die Unterstützung einer zweiten Person.
Legen Sie eine der Wolldecken als Unterlage auf eine ebene Liegefläche. Tränken Sie nun das Leinentuch in 18 °C kaltem Wasser, sodass es gut durchfeuchtet ist. Nun müssen Sie vollständig in das nasse Tuch eingewickelt werden, sodass auch Füße und Hals bedeckt sind. Dann wird gleich die zweite Wolldecke darüber gewickelt. Darauf achten, dass die Decke an Füßen und Kinn gut geschlossen ist.
Nun 40–45 Minuten ruhen. Anfangs ist der kühle Wickel vielleicht etwas unangenehm, schon nach wenigen Minuten werden Sie aber spüren, wie sich eine wohltuende und entspannende Wärme im Körper ausbreitet.
Bis zu 3 × wöchentlich möglich.

Wann Sie zum Arzt sollten

Wenn Sie nach einem grippalen Infekt nicht innerhalb von drei bis vier Wochen wieder die alte Form erreicht haben, sollten Sie sich vom Arzt durchchecken lassen. Vor allem die körperliche Untersuchung sowie Laborwerte sind von Bedeutung, um der Ursache des anhaltenden Infektes auf die Spur zu kommen.

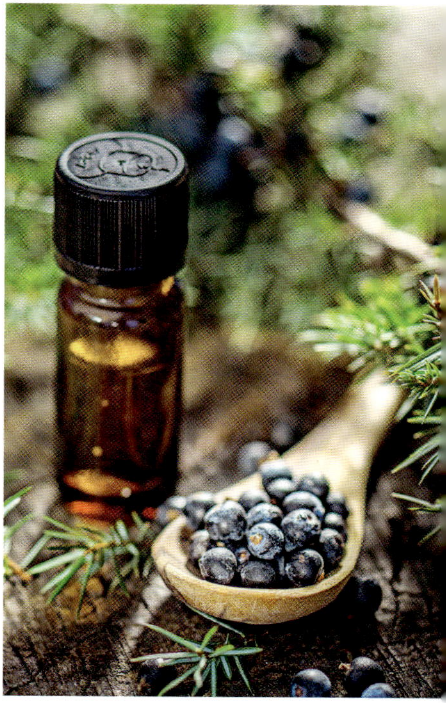

Wacholder wirkt nicht nur entspannend, sondern auch entgiftend und entschlackend, schleimlösend und durchblutungsfördernd.

Wie Sie einer langen Schwächephase vorbeugen können

- Tanken Sie Kraft über eine gesunde Ernährung. Wichtig für den Körper ist eine carotin- und flavonoidreiche Nahrung wie grüne Gemüsesorten, Trauben, Johannisbeeren und Kirschen; außerdem Nahrung mit nervenstärkenden B-Vitaminen wie grüne Blattsalate und Vollkornprodukte.
- Meiden Sie Nikotin, Kaffee und Alkohol, sie wirken zwar kurzzeitig euphorisierend, verstärken später meist aber den Zustand der Erschöpfung und Überlastung.
- Gönnen Sie sich bewusste Ruhepausen mit Musikhören, Spaziergängen, Meditationen, Lesen etc. Auch Entspannungsübungen wie Autogenes Training sind wichtig, um Geist, Seele und Körper wieder zu stabilisieren.
- Bewegung harmonisiert den Körper, stärkt die Muskeln, bringt Stoffwechsel und Kreislauf in Schwung und baut Stress ab. Ideal sind Walken, Biken, Skaten, Tanzen oder Schwimmen.

Stoffwechselaktivierung

Nach einem grippalen Infekt ist es wichtig, den Stoffwechsel anzuregen und ihn von Altlasten wie Virusabfallprodukten zu reinigen. Eine wirkungsvolle Entgiftung geschieht über den Darm, die Leber und das Blut.

Was Sie tun können

Darmaktivierung

Gut für die Verdauungsanregung ist Rohkost mit reichlich Salat und Gemüse. Außerdem viel trinken, am besten Kräutertees und Mineralwasser. 3 Liter am Tag sind ein Muss, um den Organismus richtig durchzuspülen. Zusätzlich ist die Sanierung der Darmflora sinnvoll → S. 86.

Leberaktivierung

Ist ein Infekt den Symptomen nach durchgestanden, trägt der Körper immer noch die Last der Virusabfälle.

Der Gesundheitscocktail für die größte Drüse unseres Körpers besteht aus Mariendistel, Artischocke und Löwenzahn. Mariendistel enthält den Wirkstoff Silymarin. Er schützt die Leberzellen und regt die Bildung neuer Zellen an. Artischockenextrakt kurbelt die Fettverdauung an, fördert den Gallenfluss und hilft, toxische Stoffe schneller auszuleiten. Die Bitterstoffe des Löwenzahns bringen ebenfalls die Gallentätigkeit in Schwung und wirken kräftig beim Entgiften mit.

Alle Heilpflanzen gibt es als Saft, Dragees oder Teezubereitungen in der Apotheke. Sehr zu empfehlen zur Leberstärkung sind auch Kombipräparate, die neben Heilkräutern zusätzlich Vitamine (vor allem der B-Gruppe) und Spurenelemente enthalten.

Blutreinigung

Zum Reinigen des Blutes eignen sich Teemischungen aus Wacholderfrüchten, Brennnessel, Birke, Koriander und Mate. Folsäure ist neben vielen anderen Funktionen auch wichtig für die Blutbildung und sollte vor allem von

Frauen zur Nahrungsergänzung zusammen mit den B-Vitaminen eingenommen werden (ca. 400 Mikrogramm täglich).

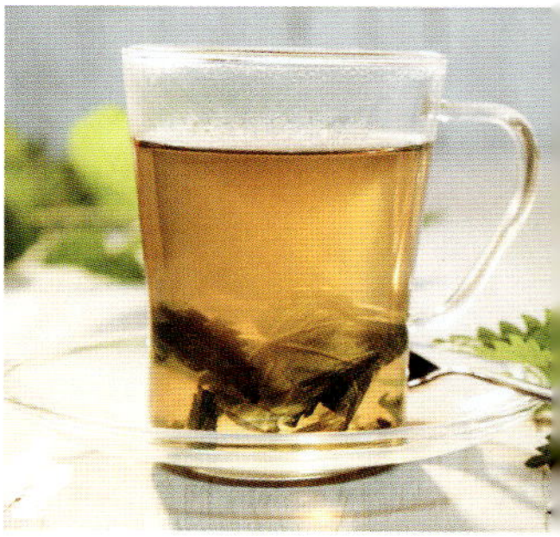

Brennnesseltee wirkt ausleitend und reinigend und befreit uns von Virusabfallstoffen und Medikamentenrückständen.

Anregung des Lymphflusses

Der Lymphfluss wird wirkungsvoll mit homöopathischen Mitteln angeregt. Diese Präparate erhalten Sie als Tropfen, Tabletten oder Dragess (z. B. Lymphomyosot, Lymphaden, Lymphdiaral, Lymphophön) in der Apotheke.

Wann Sie zum Arzt sollten

Stellt sich nach einer Reinigungs- und Regenerationskur nicht der gewünschte Erfolg ein und treten nach kurzer Zeit wieder neue Infekte auf, ist es ratsam, einen Arzt oder Heilpraktiker zu konsultieren. Mit speziellen Nahrungsergänzungsmitteln und Vitamininfusionen, etwa mit höher dosiertem Vitamin-C, lässt sich das Immunsystem oft so weit stärken, dass es wieder gute Selbstheilungskräfte entwickeln kann.

Das Lymphsystem durchzieht den gesamten Körper, wo es Gift- und Schadstoffe herausfiltert und abtransportiert.

Wie Sie Rückfällen vorbeugen können

- Um den Erfolg einer Reinigungs- und Stärkungskur zu erhalten, sollten Sie auf eine vollwertige, naturbelassene Kost mit einem Hauptanteil von frischem Obst und Gemüse achten.
- Außerdem bringen tägliche Bewegung und sportliche Aktivitäten wie Walken, Laufen, Fahrradfahren oder Schwimmen Ihren Stoffwechsel in Schwung, sodass er seine Arbeit optimal zu leisten vermag. Aber bitte langsam starten.
- Freizeitaktivitäten, Hobbys und kreative Tätigkeiten wie Malen, Musizieren, Gärtnern bringen inneren Ausgleich und sorgen für Vitalität und Wohlbefinden.
- Ein Nachtschlaf von ungefähr 8 Stunden sowie Ruhepausen am Tag dienen der Regeneration und stärken Ihre Gesundheit jeden Tag aufs Neue.

Stichwortverzeichnis

Beschwerden finden Sie kursiv gesetzt.

Adressen und Bücher, die Ihnen weiterhelfen

Literatur

- Hildegard von Bingen: Das Pflanzen- und Kräuterbuch. Naumann & Göbel Verlag, Köln 2005
- Klein, Nicolaus: Meditation – Das Praxisbuch. BLV Verlag, München 2005
- Kneipp, Sebastian: Meine Wasserkur. So sollt ihr leben. Die weltberühmten Ratgeber in einem Band. Haug Sachbuch Verlag, Stuttgart 2002
- Mayer, Dr. Johannes Gottfried/Uehleke, Dr. Bernhard/Pater Saum, Kilian: Handbuch der Klosterheilkunde. Zabert Sandmann Verlag, München 2002

Adressen

Gesellschaft für Phytotherapie e. V.
Uferstraße 4
51063 Köln
Tel.: 0221/4201915
Fax: 0221/9417021
ges-phyto@t-online.de
www.phytotherapie.org

Kneipp-Bund e. V.
Adolf-Scholz-Allee 6–8
86825 Bad Wörishofen
Tel.: 08247/3002-102
Fax: 08247/3002/199
info@kneippbund.de
www.kneippbund.de

Deutsche Gesellschaft für Naturheilkunde e. V.
Am Deimelsberg 34a
45276 Essen
Tel.: 0201/805 4011
Fax: 0201/805 4005
info@gesellschaftnaturheilkunde.de
www.gesellschaftnaturheilkunde.de

Deutscher Heilbäderverband e. V.
Schumannstraße 111
53113 Bonn
Tel.: 0228/20120-0
Fax: 0228/20120-41
info@dhv-bonn.de
www.deutscher-heilbaederverband.de

Verband der heilklimatischen Kurorte Deutschlands e. V.
Franz-Schubert-Straße 3
78141 Schönwald
Tel.: 07722/860860
Fax: 07722/860834
info@heilklima.de
www.heilklima.de

Patienteninformation für Naturheilkunde
Akazienstraße 28
10823 Berlin
Tel.: 030/76008760
www.datadiwan.de

Bildnachweis

A3pfamily – shutterstock: 2/3, aamulya – Fotolia: 55, ARCANGELO – shutterstock: 77, Chamille White – shutterstock: 25, Dani Vincek – shutterstock: 89, Heike Rau – Fotolia: 33, istockphoto/ChamilleWhite: 13, Jean Landry – shutterstock: 73, Kzenon – Fotolia: 43, Microgen – shutterstock: 37, mirzamlk – shutterstock: 80, Nedim Bajramovic – shutterstock: 21, OlegDoroshin – shutterstock: 38/39, Patricia Chumillas – Fotolia: 4/5, PattyPhoto – shutterstock: 45, PhotoSG – Fotolia: 71, Sensay – shutterstock: 83, stockcreations – shutterstock: 91, Swapan – Fotolia: 27, WildStrawberry – shutterstock: 6
Grafik: Anastasia Panfilova – shutterstock

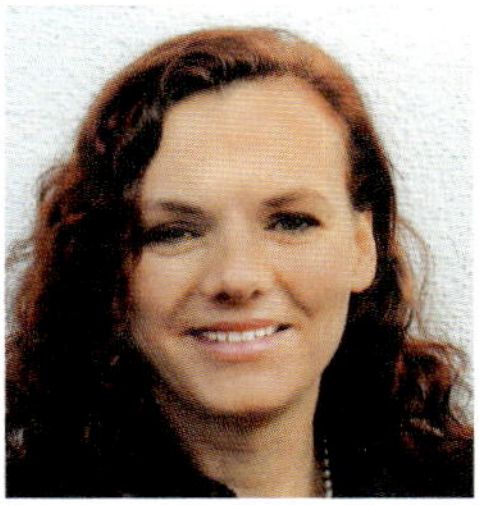

Über die Autorin

Dr. med. Heike Bueß-Kovács ist Ärztin und arbeitet als Journalistin für Printmedien und TV. Sie hat bereits zahlreiche Ratgeber veröffentlicht, ist als Moderatorin von Wissenschaftstagungen tätig und tritt als Expertin für Gesundheits- und Familienfragen regelmäßig im Bayerischen Fernsehen auf.

Impressum

Bibliografische Information der Deutschen Nationalbibliothek
Die Deutsche Nationalbibliothek verzeichnet diese Publikation in der Deutschen Nationalbibliografie; detaillierte bibliografische Daten sind im Internet über http://dnb.d-nb.de abrufbar.

BLV Buchverlag GmbH & Co. KG
80636 München

www.facebook.com/blvVerlag

Umschlagkonzeption und -gestaltung: BLV-Verlag
Umschlagfotos:
Vorderseite: Shutterstock
Rückseite: Fotolia (links), Shutterstock (rechts und Grafik)

Lektorat: Sonja Forster
Herstellung und Layoutkonzept Innenteil: Ruth Bost
Layout/DTP: Uhl + Massopust, Aalen

Gedruckt auf chlorfrei gebleichtem Papier

Printed in Italy
ISBN 978-3-8354-1835-6

Hinweis
Das vorliegende Buch wurde sorgfältig erarbeitet. Dennoch erfolgen alle Angaben ohne Gewähr. Weder Autorin noch Verlag können für eventuelle Nachteile oder Schäden, die aus den im Buch vorgestellten Informationen resultieren, eine Haftung übernehmen.